Evelyne Laye

Die wichtigsten natürlichen Nahrungsergänzungsmittel

Evelyne Laye

Die wichtigsten *natürlichen* Nahrungsergänzungsmittel

Die Power aus der Natur: Vorbeugen und heilen mit Gerstengras, Spirulina, Kurkuma, Maca, Heilpilzen und anderen…

Jadebaum

Umschlagbild: Smileus/Fotolia, Printemps/Fotolia, Scott Bufkin/Adobe Stock, Oscar Pinto Sánchez/Adobe Stock, Madeleine Steinbach/Adobe Stock, Kenishirotie/Adobe Stock © 2019

Hinweis

Die in diesem Buch enthaltenen Informationen wurden sorgfältig recherchiert und nach bestem Wissen und Gewissen wiedergegeben. Die Hinweise zu den Heilmitteln und Nahrungsergänzungsmitteln ersetzen aber keineswegs die Hilfe und den Rat eines Heilpraktikers oder Arztes. Die Autorin übernimmt aus keinem Rechtsgrund Haftung für unsachgemäße Anwendung, Schäden und Unfälle.

Bibliografische Information der Deutschen Nationalbibliothek

Die Deutsche Nationalbibliothek verzeichnet diese Publikation in der Deutschen Nationalbibliografie; detaillierte bibliografische Daten sind im Internet über http://dnb.dnb.de abrufbar.

ISBN 978-3-948116-01-9

Laye, Evelyne: Die wichtigsten natürlichen Nahrungsergänzungsmittel.
Die Power aus der Natur: Vorbeugen und heilen mit Gerstengras, Spirulina, Kurkuma, Maca, Heilpilzen und anderen...

Untere Mühle 1, 72070 Tübingen-Unterjesingen
Internet: www.laye.org

Umschlaggestaltung, Satz und Layout:
Gregor Julien Straube, Tübingen, lektorat.straube@web.de

Gesetzt in der Times, in der Calibri und in der Priori Sans

Druck: booksfactory, Szczecin

Inhalt

Natürliche Nahrungsergänzung – machtvolle Heiler!

Immer mehr Menschen legen Wert auf eine gesunde Ernährung und informieren sich über die Qualität und Herkunft ihrer Lebensmittel, über Vitamine und andere Inhaltsstoffe und welche Nahrungsmittel überhaupt für Gesundheit und Vitalität sorgen. Wenn man immer wieder merkt, dass bestimmtes Essen einem gut tut oder man sich nach anderer Nahrung schlecht fühlt, wird man sensibilisiert und begreift, wie wichtig es ist, bei der täglichen Ernährung gut zu wählen. Doch bei diesem wichtigen Thema liegen einige Stolpersteine auf dem Weg, denn gesunde Ernährung ist in unserer industrialisierten Welt gar nicht so einfach zu bekommen. Durch falsche Düngung sind unsere Böden ausgelaugt und die Pflanzen enthalten weniger Nährstoffe als in früheren Zeiten, dafür aber häufig einen guten Anteil an Pestiziden. Wenn das Gemüse und Obst dann geerntet wird, legt es häufig weite Wege zurück, bis es in den Handel kommt, was zusätzlich die Nährstoffe vermindert. Das Ideal wäre, im eigenen Garten Gemüse und Obst zu ziehen und sich davon zu ernähren, aber wer hat da heute noch Zeit und Energie dazu? Die nächste empfehlenswerte Alternative ist, sich in der Nähe einen ökologischen Bauern mit Hofladen oder einen Bioladen zu suchen, bei dem Sie darauf vertrauen können, dass das Gemüse und Obst frisch und unbehandelt aus dem Feld zu Ihnen kommt. Für eine wertvolle Nährstoffversorgung gehört dann aber auch, sich wirklich fast nur von diesem Obst und Gemüse zu ernähren und die anderen Dinge weglassen, die den Körper belasten: wenig Getreide, sehr wenig Fleisch- und Milchprodukte, kein Zucker (Zucker ist ein massiver Nährstoffräuber) und natürlich keine Fertiggerichte mit ihren belastenden Konservierungs- und Zusatzstoffen.

Gar nicht so einfach, nicht wahr?
Eine Ernährungsumstellung ist die wichtigste und tiefgreifendste Maßnahme, die Sie für Ihre Gesundheit machen können. Das Gute ist, dass auch kleinere Maßnahmen ihre Wirkung nicht verfehlen. Lassen Sie beispielsweise die süßen Stückchen beim Bäcker weg und nehmen statt dessen regelmäßig mehr Nüsse zu sich, dann haben Sie schon etwas richtig Gutes für Ihre Gesundheit getan. Oder trinken Sie statt zuckerhaltiger Limonade den perligen und äußerst leckeren Kombucha! Dieses Buch wird Ihnen einiges an Anregungen bieten, wie Sie auf einfache Weise Ihre Ernährung ergänzen und aufpeppen und sich dabei mit den Nährstoffen versorgen können, die Sie brauchen. Viele Krankheiten und Beschwerden können so vermieden werden oder sich verbessern.

Um einen Beitrag dazu zu leisten, dass Menschen ihre Gesundheit wieder in die eigene Hand nehmen habe ich vor drei Jahren das Buch „Die 10 besten Nahrungsergänzungsmittel“ geschrieben. In dem Buch habe ich die meiner Meinung nach besten Ergänzungsmittel, wie Vitamin C, Vitamin D oder Magnesium beschrieben. Es ist absolut erstaunlich, wie sehr sich das körperliche Befinden und die geistige Aufnahmefähigkeit verbessern, wenn man dem Körper die Nährstoffe zuführt, die er braucht. Ich habe in den letzten drei Jahren viele enthusiastische Emails und Anrufe erhalten, die das bestätigen. Ich erinnere mich gut an eine begeisterte Anruferin, die sagte, sie hätte sich mit ihren 65 Jahren noch nie so gut gefühlt wie jetzt!
Manche Menschen monierten aber auch, dass sie keine synthetisch hergestellten Stoffe zu sich nehmen wollten (manche der Nahrungsergänzungsmittel sind aus natürlichen Zutaten, manche nicht) und fragten, was denn die beste natürliche Nahrungsergänzung sei.

Aus diesem Grund habe ich in diesem Buch besonders stärkende und heilsame Nahrungsergänzungsmittel aufgelistet. Manche könnte man auch dem Bereich Superfood zuordnen. Diese enthalten besonders viele wichtige Nährstoffe und sind richtige kleine Energiepakete: sie machen uns stark, energiegeladen, lebendig und ausgeglichen! Manche sind etwas gewöhnungsbedürftig im Geschmack, andere sind aber geradezu köstlich, so dass es Ihnen leicht fallen wird, sie in Ihre Ernährung zu integrieren.

Gerstengras und Weizengras

Gerstengras und Weizengras gehören zur Familie der Süßgräser und zu den meistangebauten Getreidesorten der Welt. Seit etwa 10.000 Jahren sind sie Teil unserer Grundnahrungsmittel. Von Weizen- und Gerstenkörnern hat man in gesundheitlicher Hinsicht nicht viel Gutes gehört in den letzten Jahren, und es stimmt: eine sehr getreidelastige Ernährung, vor allem Weizen, belastet unseren Organismus. Die jungen Halme der Gerste und des Weizens hingegen sind eine ganz andere Kategorie von Lebensmittel! Pflanzt man die Körner in die Erde wächst daraus schnell ein langer grüner Halm, der nicht weiter auffällt. Doch der Anschein trügt: die jungen Gersten- und Weizengrashalme gehören zu den nährstoffreichsten Pflanzen der Welt, die mit einer einzigartigen Kombination von Vitaminen, Mineralstoffen, Antioxidantien und weiteren Nährstoffen aufwarten können.

Das kostbare Gerstengras

Gerstengras wie Weizengras sind beide hervorragend, doch Gerstengras hat noch einen etwas höheren Gehalt an Nährstoffen. Das macht es zu einem potenten Heilmittel für uns. Der Forscher Dr. Yoshihide Hagiwara aus Japan hat schon vor über 40 Jahren in zahlreichen Studien viele Sorten Blattgemüse untersucht und miteinander verglichen. Er stellte fest, dass Gerstengras mehr Spurenelemente, Vitamine, Mineralstoffe, mehr Cholorophyll, Bioflavonoide und Enzyme enthielt als alle übrigen analysierten grünen Pflanzen. Beispielsweise enthielt Gerstengras sieben mal so viel Vitamin C wie Orangen und fünf mal so viel Eisen wie Brokkoli. Er fand heraus, dass nicht nur die Menge der Nährstoffe ungewöhnlich war, sondern im Besonderen auch die Ausgewogenheit der Zusammensetzung. Übrigens: In Japan, der Nation mit der höchsten Lebenserwartung, ist Gerstengras das meistverkaufteste Nahrungsergänzungsmittel.

Gerstengras enthält ungewöhnlich starke Antioxidantien

Mit ein Grund für die starke Heilkraft von Gerstengras könnte sein Antioxidantien-Reichtum sein. Diese antioxidative Kraft kann bei allen Krankheiten hilfreich sein, die mit oxidativem Stress einher gehen. Antioxidantien schützen beispielsweise vor chronisch entzündlichen Erkrankungen, vor Krebs und helfen den Körper jung zu erhalten. So fand man im Gerstengras Saponarin, Lutonarin und sechs weitere eher seltene Antioxidantien. Das Saponarin soll laut einer Studie aus dem Jahr 2012 um ein Vielfaches stärker sein als das bekannte Vitamin E. Das macht Gerstengras zu einem wahren Jungbrunnen.

Gerstengras für einen ausgewogenen Säure-Basen-Haushalt

Viele Menschen konsumieren mehr sauer als basisch wirkende Lebensmittel wie Fleisch- und Milchprodukte, Zucker, stark verarbeitetes Getreide oder Fertiggerichte. Dabei benötigt unser Körper dringend Gemüse und Obst, das, obwohl zum Teil selbst sauer, im Körper basisch wirkt. Die Übersäuerung unseres Gewebes ist eine Mitursache für viele Erkrankungen.

Gerstengras kann da wirksam helfen, da es eines der basischsten Lebensmittel ist, die je gefunden wurden. Mit einem täglichen Gerstengrasdrink wird der PH-Wert im Körper wieder auf einfache Weise harmonisiert.

Gerstengras enthält eine große Menge Chlorophyll

Je dunkler und intensiver das Gemüse im Grünton strahlt, desto mehr Chlorophyll steckt drin. Aber was macht das sogenannte Blattgrün so gesund? Chlorophyll, auch „grünes Blut“ genannt, ist der grüne Farbstoff der Pflanzen. Seine chemische Struktur ähnelt aber auch der von Hämoglobin, dem roten Blutfarbstoff, der in unserem Körper zu finden ist. Einzig ihr Kern unterscheidet sich: Während sich im Zentrum vom Chlorophyll ein Magnesium-Molekül findet, sitzt beim Hämoglobin ein Eisen-Molekül. Das Blattgrün hilft trotzdem beim Sauerstofftransport in den Adern und trägt so zur Bildung neuer Blutzellen und zur Reinigung des Blutes bei. Auch Spurenelemente werden mit genügend Chlorophyll effektiver vom Körper genutzt, da es die Resorption von Eisen und Magnesium steigert. So wirkt es einem Mangel an diesen beiden wichtigen Elementen entgegen. Zudem gilt Chlorophyll als „Lichtnahrung“ für unseren Körper und hat heilende und nährende Eigenschaften für unseren ganzen Organismus. Chlorophyll hilft sogar beim Abnehmen, wie schwedische Wissenschaftler in einer Studie heraus fanden. Wenn man Nahrungsmittel mit viel Chlorophyll zu sich nimmt, wird der Heißhunger gezügelt und der Appetit auf fettes und zuckerhaltiges Essen verringert sich.
Da es manchmal nicht so einfach ist, genügend grüne Blätter zu sich zu nehmen, kann Gerstengras hier schnell Abhilfe schaffen und für genügend Chlorophyll sorgen.

Gerstengras enthält eine große Menge an Enzymen

Enzyme sind Eiweißmoleküle und Katalysatoren unseres Stoffwechsels. Ihre Bedeutung für uns ist immens. Sie stellen eine der wichtigsten, wenn nicht die wichtigste, Gruppe der Vitalstoffe für uns dar. Durch die Arbeit der Enzyme werden Vitamine und Mineralien erst richtig verstoffwechselt und vom Organismus aufgenommen. Doch Enzyme sind hitzeempfindlich; sie werden ab 42 Grad zerstört. Deshalb ist es so wichtig, nicht nur erhitzte Nahrung zu uns zu nehmen, sondern auch Gemüse und Obst roh zu genießen. Letztendlich kann man bei unserer Ernährung davon ausgehen, dass die meisten Menschen nicht genügend Enzyme erhalten. Auch hier kann Gerstengras punkten: es konnten bisher über 20 verschiedene Enzyme in Gerstengras nachgewiesen werden, darunter auch einen potenten Enzymkomplex gegen Krebs und Multiple Sklerose.

Darunter ist auch das seltene Enzym Superoxid-Dismutase (SOD) und das Enzym Katalase. Diese Enzyme spielen eine wichtige Rolle bei der Auflösung toxischer krebserregender Stoffe und verhindern vorzeitige Hautalterung. Superoxid-Dismutase wird im Moment als Heilmittel bei Krebs erforscht. Es schützt die Zellen, wirkt entgiftend und die darin enthaltene DNA kann den Folgen radioaktiver Strahlung entgegenwirken. Zudem wirkt Superoxid-Dismutase als Neurotransmitter und fördert geistige und körperliche Fitness.

Die Autorin Barbara Simonsohn zitiert in ihrem Buch „Gerstengrassaft: Verjüngungselixier und naturgesunder Powerdrink“ aus dem Jahre 2010 den Arzt Dr. Milton Fried aus Atlanta: „Die therapeutischen Möglichkeiten von SOD sind atemberaubend, weil wir ein System von Enzymen in Reichweite vor uns haben, die den Alterungsprozess verlangsamen und eine lange Liste von degenerativen Krankheiten verhindern oder rückgängig machen können.“

Gerstengras senkt den Cholesterin- und den Blutzuckerspiegel

Gerstengras senkt das schädliche LDL-Cholesterin und beugt so wirksam Schlaganfällen und Herzinfarkten vor. Wie eine Studie zeigte, hatte Gerstengras die beste cholesterinsenkende Wirkung

in Kombination mit Vitamin C und E (Nüsse, Öle). In einer weiteren Studie gaben Forscher 36 Patienten täglich 15 Gramm Gerstengrasextrakt. Nach vier Wochen stellten sie fest, dass die LDL-Werte sich deutlich gesenkt hatten. Zudem wurde die Menge der im Blut zirkulierenden schädlichen freien Radikale ebenfalls deutlich vermindert.
Diabetiker, die häufig unter zu hohem Cholesterin wie auch erhöhtem Blutzucker leiden, können besonders gut von Gerstengras profitieren. In einer klinischen Studie wurde Typ-2-Diabetikern über zwei Monate lang täglich Gerstengraspulver verabreicht. Ihr Blutzucker- wie auch ihr Cholesterinspiegel war nach diesen zwei Monaten signifikant gesunken.
Zudem wirkt Gerstengras durch eine große Menge an Bitterstoffen auch entschlackend und entgiftend. Das ist auch eine große Hilfe für eine gut funktionierende Leber.

Gerstengras macht eine schöne Haut und gute Laune

Inzwischen dürfte es sich herum gesprochen haben, dass die beste Anti-Aging-Pflege von innen kommt: durch unsere Ernährung! Gerstengras erhält durch seine reiche Vitamine und Mineralien unsere Haut und unser Gewebe straff und geschmeidig.
Zudem ist ein weiterer Stoff im Gerstengras enthalten: die Proanthocyanidine, ein wirksames Antioxidans, das besonders die Hautzellen und die Faserproteine vor den Angriffen freier Radikale schützt und sie bei Schäden wieder repariert. So bleibt die Haut elastisch und straff.
Wie genau das Gerstengras für gute Laune sorgt, ist noch nicht genau erforscht worden, aber viele Menschen berichten mit der Einnahme von Gerstengras von einer deutlich stimmungsaufhellenden Wirkung.

Gerstengras schützt den Darm

Gerstengras übt eine vielfach positive Auswirkung auf den Darm aus. Bei Candida-Infektionen hilft es, den Pilz zu bekämpfen. Hervorragend ist dabei auch der geringe Zuckergehalt des Gerstengrassaftes. Gerstengras reguliert den Wassergehalt des Stuhlgangs und vermindert so Durchfälle. Es sorgt für ein bakterienfreundliches Milieu im Darm und hilft, die für den Menschen nützlichen Bakterien zu vermehren und eine Neigung zu Entzündungen zu reduzieren. Die enthaltenen Ballaststoffe und Proteine helfen der Darmschleimhaut, sich wieder zu regenerieren und die Zellen neu aufzubauen.

Gekeimtes Gerstengras hilft bei Darmerkrankungen und Krebs

Vor allem bei Colitis Ulcerosa, einer chronisch-entzündlichen Darmerkrankung, kann gekeimte Gerste sehr gut helfen. In einer Studie der Nutrient Food and Feed Division in Tokyo wurde Patienten mit Colitis Ulcerosa vier Wochen lang täglich 30 Gramm gekeimte Gerste verabreicht. Am Ende der Studie berichteten die Patienten von deutlichen Verbesserungen ihrer Symptome, im Gegensatz zur Kontrollgruppe. Auch die Darmflora hatte sich signifikant verbessert.

In der Darmkrebsbehandlung hat sich das im Gerstengras enthaltene Chlorophyll als sehr förderlich für die Heilung erwiesen.

Doch nicht nur für den Darm ist gekeimte Gerste hilfreich. Wissenschaftler in Korea fanden in Gerstenkeimlingen eine interessante Substanz, das sogenannte Lunasin. In Experimenten mit Krebszellen stellten sie fest, dass Lunasin die Entstehung von Hautkrebs verhinderte und Brustkrebszellen in ihrer Entwicklung hinderte. Hier gibt es noch viel zu erforschen, doch zeigen diese Ergebnisse einen ersten Hinweis auf eine deutlich krebshemmende Wirkung von Gerstengras.

Woher bekomme ich Gerstengras?

Es ist recht einfach, Gerstengras selbst zu ziehen. Sie können einen kleinen Teil Ihres Gartens dafür vorsehen und wenn nach wenigen Tagen schon die Halme groß genug sind, sie mit der Schere abschneiden. Danach kann man sie im Mixer zerkleinern und als grünen Drink zu sich nehmen oder die Halme alternativ mit einer Saftpresse auspressen.

Da der eigene Anbau doch ein wenig zeitaufwendig ist und auch Platz braucht, werden die meisten Menschen wohl eher zu fertigem Gerstengraspulver greifen. Die Halme werden in der Regel bei einer Höhe von etwa 10-15 cm geerntet und weiter verarbeitet. Dann werden sie schonend bei Raumtemperatur getrocknet und anschließend zu Pulver vermahlen.

Da die gesundheitlichen Vorteile in den letzten Jahren recht bekannt geworden sind, gibt es Gerstengraspulver inzwischen in den meisten Bioläden und bei zahlreichen Anbietern im Internet zu kaufen. Das macht die Einnahme dieses Nährstoffwunders ganz einfach. Achten Sie unbedingt auf Bio-Qualität und auf eine schonende Vermahlung bei niedrigen Temperaturen bzw. Rohkostqualität. Außerdem sollte ausschließlich reines Gerstengras enthalten sein, ansonsten keine Zusätze, keine Geschmacksverstärker oder künstliche Aromen. Das Anbaugebiet sollte am besten Deutschland oder das nahe Ausland sein. Das Gerstengras sollte auch von einer Öko-Kontrollstelle zertifiziert sein. Seriöse Verkäufer geben gerne Auskunft über Anbau und Herstellung ihres Gerstengrases. Ich selbst beziehe mein Gerstengraspulver von der Firma Biopprophyl in Deutschland, die hervorragende Nahrungsergänzungsmittel herstellt.

Was ist Gerstengrassaft?

Wenn Sie Gerstengraspulver kaufen, erhalten Sie das vollständige Gras samt seiner Ballaststoffe, die sich sehr wohltuend und har-

monisierend auf den Darm auswirken. Wer also mit dem Darm Probleme wie Blähungen, Reizdarm oder Durchfall haben sollte fährt besser mit einem Produkt aus dem ganzen Gras.
Der kraftvolle Gerstengrassaft wird hingegen aus den gepressten Halmen gewonnen. Hier ist die antioxidative Wirkung und die Nährstoffdichte noch konzentrierter als beim Gerstengras, Ballaststoffe fehlen allerdings völlig. Grundsätzlich ist beides hervorragend.
Wenn Sie Gerstengras selbst ziehen, können Sie sich täglich mit einer kleinen Presse selbst Gerstengrassaft zubereiten. 30 ml am Tag genügen für eine sehr gute Versorgung, wobei Sie zu Beginn eventuell nur die halbe Menge zu sich nehmen sollten, um sich erst daran zu gewöhnen. Der Saft schmeckt sehr „grün“ und vielleicht zu Beginn etwas zu bitter für den, der das nicht gewohnt ist.
Hochwertiges Gerstengrassaftpulver gibt es ebenfalls zu kaufen, die meisten erhältlichen Angebote beziehen sich allerdings auf Gerstengraspulver. Da der Gerstengrassaft noch konzentrierter und aufwändiger in der Herstellung ist, ist er auch ein gutes Stück teurer.

Wie nimmt man Gerstengras ein?

Ein gehäufter Teelöffel Gerstengraspulver – das sind 3,5 Gramm – wird in ein Glas Wasser oder Saft gegeben und kurz umgerührt. Das Pulver löst sich relativ leicht auf, ein bisschen umrühren hilft. Ein Glas am Tag ist gut, zwei Gläser noch besser, mit drei Gläsern sind Sie hervorragend versorgt. Wenn Sie das Gefühl haben, noch mehr zu brauchen, in Stressphasen oder bei einer Erkrankung, können Sie auch ein viertes oder fünftes Glas des grünen Saftes trinken. Fast immer wird Gerstengraspulver sehr gut vertragen, aber da zu Beginn der Einnahme hin und wieder ein Rumoren im Bauch, Blähungen oder Kopfweh auftreten können ist es gut, mit einem halben Teelöffel Gerstengraspulver am Tag zu beginnen

und nach wenigen Tagen zu steigern. So wird der Körper nicht überfordert.
Im Grunde können Sie sich Ihren Drink jederzeit zubereiten, aber am besten ist es vor einer Mahlzeit oder dazwischen, so dass die Nährstoffe schnell aufgenommen werden.
Vielleicht ist der Geschmack zu Beginn etwas gewöhnungsbedürftig. Anfangs finden manche Menschen das Getränk vielleicht etwas unangenehm. Doch wie ich an mir und anderen beobachtet habe, gibt sich das schnell. Nach wenigen Tagen entwickeln die meisten Menschen richtig Lust auf den grünen Drink. Vielleicht auch, weil sie merken, wie alle Zellen im Körper gut durch diese Fülle an Nährstoffen genährt werden und sie sich fitter und vitaler fühlen.

Gerstenkeimlinge

Keimlinge aus Gerstengras sind eine zusätzliche tolle Möglichkeit, sich mit Nährstoffen zu versorgen. Konventionelle Gerste ist dabei häufig nicht mehr keimfähig, da sie behandelt wurde. Beim Keimen würde sie nur schimmeln. Biogerste hat hier eine bessere Keimrate, oder Sie kaufen gleich ausgewiesene Keimsaat.
Um die Sprossen selbst zu ziehen sollte man extra entspelzte Gerstensamen verwenden. Lassen Sie die Gerstenkörner mehrere Stunden in Wasser einweichen und füllen Sie dann in ein Keimglas um. So ein Glas kann man einfach selbst herstellen, indem man ein großes Gurkenglas oder Ähnliches nimmt und in den Deckel mehrere Löcher hineinbohrt. Die Keimlinge im Glas werden zwei Mal am Tag mit frischem Wasser gespült, das man dann ausleert. Eine Tasse Gerste ergibt ungefähr zwei Tassen an Keimlingen. Es ist besser, das Glas nicht direkt in der vollen Sonne stehen zu lassen, die Keimlinge könnten zu sehr sprießen oder auch austrocknen, was den Keimprozess unterbrechen könnte.

Bereits nach zwei bis drei Tagen können die Sprossen dann geerntet werden.
Die Keimlinge haben einen nussigen und leicht süßen Geschmack und eignen sich sowohl für süße wie für salzige Speisen. Zu Müsli, Quark oder Joghurt schmecken die Sprossen genau so gut wie zu Suppen oder Salaten. Auch als Zutat für Bratlinge sind Gerstensprossen sehr lecker. Und natürlich jederzeit als keiner Snack zum Naschen zwischendurch.

Weizengras

Ich habe mich in diesem Kapitel hauptsächlich auf Gerstengras konzentriert. Doch tatsächlich hat Weizengras sehr ähnliche wohltuende Auswirkungen auf unseren Organismus. Auch das Weizengras ist voller Vitamine, Mineralien, Enzyme und sekundärer Pflanzenstoffe. Der Gehalt an Antioxidantien ist beträchtlich und wird in Studien vielfach erforscht. Wie das Gerstengras auch enthält das Weizengras eine große Menge Chlorophyll, lindert wirksam Darmerkrankungen verschiedenster Art, hilft, eine schönere Haut zu bekommen und hat eine appetithemmende Wirkung. In der Krebsforschung gibt es erste ermutigende Hinweise auf krebshemmende Eigenschaften von Weizengras.

Gerstengras oder Weizengras?

Keine Frage: beide sind hervorragend dafür geeignet, uns mit Nährstoffen zu versorgen und unsere Vitalität zu steigern. Weizengras enthält einen größeren Anteil an pflanzlichem Eiweiß mit vielen wertvollen Aminosäuren, nämlich bis zu 25 %. Dafür besitzt Gerstengras doppelt so viel Kalium und Kalzium als Weizengras und auch mehr Vitamin C. Auch der Gehalt an Bitterstoffen ist weit höher.

Fazit: Weizengras ist jederzeit als hervorragende Nahrungsergänzung zu empfehlen, doch Gerstengras ist sogar noch ein klein wenig besser aufgestellt und versorgt uns noch gründlicher mit wertvollen Nährstoffen.

Spirulina

Spirulina, die Wunder-Alge

Spirulina gehört zu den spiralförmigen blaugrünen Algen, einer uralten Lebensform auf unserem Planeten. Eigentlich ist die Bezeichnung Alge nicht ganz korrekt, da Spirulina im eigentlichen Sinne keine Alge, sondern ein Cyanobakterium ist. Die Bezeichnung Alge hat sich allerdings weithin eingebürgert. Mikroalgen wie Spirulina oder Plankton bilden den Grundnährstoff und die Quelle allen Lebens; sie sind der Beginn der Nahrungskette. Spirulina ist ein winzig kleiner Organismus, der in stark alkalischen oder salzhaltigen Binnengewässern lebt und sich in den verschiedenen Seen und Gewässern zu mindestens 35 Unterarten entwickelt hat. Durch Photosynthese verwandeln Algen Sonnenlicht in so gut wie alle lebenswichtigen Nährstoffe. Die blaugrüne Farbe rührt von dem erzeugten Chlorophyll und anderen Farbpigmenten her.

Spirulina ist äußerst hitzeresistent; ihre Sporen sind sogar fähig, bei völliger Trockenheit und bis zu 70 Grad Hitze zu überleben. Dieser evolutionäre Vorteil ist auch für uns ein Gewinn, wenn Spirulina verarbeitet und eventuell größeren Temperaturen ausgesetzt wird.

Als Nahrungsergänzungsmittel ist es in den letzten Jahren sehr bekannt geworden und das zu Recht, hat Spirulina doch eine erstaunliche Menge an Nährstoffen zu bieten. Von Eiweiß, Vitaminen, Mineralien, Cholorophyll, essentiellen Fettsäuren, Spurenelementen, Nukleinsäuren bis hin zu verschiedenen Antioxidantien ist alles in der kleinen Alge vertreten. Doch Spirulina ist der Menschheit schon lange bekannt. Für die Azteken war die Alge in bestimmten Gebieten über Jahrhunderte – vielleicht länger –

die Haupteiweißquelle. Am Tschadsee in Afrika wird Spirulina schon seit der frühen Besiedelung gegessen. Heute ist es eines der beliebtesten natürlichen Nahrungsergänzungsmittel. So ist es kein Wunder, dass der Anbau von Spirulina inzwischen 220.000 Tonnen im Jahr beträgt.

Spirulina enthält viel wertvolles Eiweiß

Spirulina ist mit einem Gehalt von 65 bis 70 % eine hervorragende pflanzliche Eiweißquelle. Enthalten sind 18 Aminosäuren, darunter alle acht essentiellen Aminosäuren; das sind diejenigen, die wir nicht selbst herstellen können. Durch das Kochen wird ein Teil des Eiweißes unbrauchbar für uns und steht uns nicht mehr für wichtige Aufgaben zur Verfügung: für Muskelaufbau und Kraft, für einen gesunden Gehirnstoffwechsel (Neurotransmitter wie beispielsweise Serotonin werden aus Aminosäuren hergestellt) und starke Nerven und vieles andere mehr.
Spirulina hingegen ist eine naturbelassene Quelle mit allen essentiellen Aminosäuren, die wir für diese vielfältigen Umbau- und Erhaltungsprozesse im Körper brauchen. Auch sind sie in einem für uns perfekten Verhältnis enthalten. Zudem können wir Spirulina viel einfacher verarbeiten als tierisches Eiweiß. Von jedem Gramm Eiweiß aus Spirulina nehmen wir vier mal mehr auf als von einem Gramm Eiweiß aus Fleisch. Wenn wir zusätzlich bedenken, wie belastend tierisches Eiweiß für unseren Körper ist und wie durch Fleisch landwirtschaftliche Nutzflächen und unsere Ressourcen über die Maßen verbraucht werden, kann es sich lohnen, statt Fleisch und Milchprodukte lieber etwas mehr Spirulina zu sich zu nehmen.

Spirulina enthält eine Menge Eisen

Selbst wenn man genügend Eisen zu sich nimmt, wird es nicht immer gut vom Körper aufgenommen. Da dadurch nicht genü-

gend Sauerstoff transportiert werden kann, leiden viele an Müdigkeit, mangelnder Energie und Konzentrationsschwierigkeiten. Messungen zufolge sind davon mehr als die Hälfte aller Menschen betroffen. Zum Glück kann Spirulina hier abhelfen! Es enthält den höchsten jemals gemessenen Eisengehalt in Pflanzen (ein bis zu 20 mal höherer Eisengehalt als Fleisch), der zudem noch in einer sehr gut bioverfügbaren Form vorliegt. So wird das Eisen hervorragend vom Organismus aufgenommen und verwertet.
Vor allem Frauen mit starken Blutungen, in der Schwangerschaft und Stillzeit und Vegetarier und Veganer können mit Spirulina so ihr Eisendepot wieder aufstocken.

Spirulina enthält zahlreiche Antioxidantien

Inzwischen weiß jeder, wie wichtig Antioxidantien für uns sind. Durch Gifte, Strahlen und durch den ganz normalen Stoffwechsel entstehen in unserem Körper freie Radikale, die unsere Zellen schädigen können. Alle möglichen Krankheiten bis hin zu Krebs können so entstehen. Unser Körper repariert sich zwar fortwährend selbst, doch dazu benötigt er zwingend Antioxidantien, die diese Radikale abfangen. Vor allem sind diese in frischem, rohen und unbehandeltem Obst und Gemüse zu finden (auch in Kakao, wie Sie später lesen werden), von denen wir meist viel zu wenig zu uns nehmen.
Spirulina enthält unter anderem Betacarotin und andere Carotinoide. Das sind natürliche fettlösliche Antioxidantien, die das Immunsystem stärken. Auch Zeaxathin, das wichtigste Antioxidans für unser Sehvermögen, ist enthalten. Das ebenfalls im Spirulina enthaltene blaue Pigment Phycocyanin regt die Stammzellen an.
Spirulina enthält eine Menge Chlorophyll, das für die Blutbildung und Blutreinigung wichtig ist. Wie wichtig Chlorophyll für uns ist, habe ich schon im ersten Kapitel etwas genauer beschrieben.
Auch die Superoxid-Dismutase, die ebenfalls beim Gerstengras

beschrieben wird, ist reichlich in der Mikroalge enthalten. Sie gilt als ein sehr wichtiges Enzym, das viele degenerative Krankheiten verhindern oder rückgängig machen kann und wirksam den Alterungsprozess verlangsamt.

Spirulina hilft bei Allergien

Spirulina enthält als einziges grünes Nahrungsmittel Gamma-Linolensäure, eine essentielle Fettsäure. GLA hat eine große Bedeutung für Wachstum und Entwicklung für Babys und ist besonders reichlich in Muttermilch enthalten. Es vermindert die Bildung bestimmter Entzündungsstoffe im Körper. GLA ist auch eine mögliche Erklärung dafür, dass Spirulina bei Allergien helfen kann. Es senkt erhöhte Werte des Immunglobulin E (IgE), die eine größere Allergiebereitschaft anzeigen. Bei allergischen Reaktionen kommt es zu vermehrter Histaminausschüttung. Spirulina senkt das Histamin und damit auch das Auftreten von allergischen Symptomen.

Da die Immunzellen positiv beeinflusst werden, kann Spirulina auch hier förderlich auf allergische Symptome einwirken. Spirulina ist bei Allergien sicher nicht das schnell wirkende Akutmittel, das einem in der Not aushilft, aber es entfaltet über Wochen hinweg einen positiven Einfluss, der langfristig bei allen möglichen allergischen Problemen helfen kann. Besonders Menschen mit Heuschnupfen und Hautallergien profitieren von Spirulina.

Spirulina schützt Herz und Kreislauf

Die im Spirulina enthaltenen Antioxidantien, ungesättigten Fettsäuren und Pigmente helfen, einen erhöhten Cholesterinspiegel zu senken. Ein erhöhter Cholesterinspiegel geht mit der Gefahr einher, dass die Blutgefäße schneller altern und verkalken. Spirulina schützt so gegen die häufigen Folgekrankheiten Herzinfarkt und Hirnschlag. Auch das reichlich enthaltene Vitamin E, das für eine gesunde Funktion des Herzmuskels wichtig ist, schützt das Herz. Die in der Alge enthaltenen Omega-3-Fettsäuren senken Blutdruck und Blutfettwerte und schützen so die Gefäße.

Spirulina unterstützt die Entgiftung und macht schöne Haut und Haare

Durch Fehlernährung und Bewegungsmangel sind Menschen häufig übersäuert. Diese Übersäuerung im Gewebe darf man nicht unterschätzen, sie ist die Basis für vielerlei Erkrankungen. Da Spirulina basisch verstoffwechselt wird, hilft es, den Körper zu entgiften und zu entschlacken und wieder ein besseres Gewebemilieu herzustellen.

Spirulina hilft nicht nur bei der alltäglichen Entgiftung. In einer placebokontrollierten Studie wurde untersucht, wie Spirulina sich zusammen mit Zink auf eine Arsenvergiftung auswirkte. Spirulina und Zink zusammen konnten innerhalb mehrerer Wochen Arsen wirksam ausleiten. In den Haarwurzeln der Probanden befand sich 47,1 % weniger Arsen. Bei einer weiteren Studie nahmen sechzehn mit Blei belastete Frauen in Weißrussland jeweils fünf Spirulina-Tabletten am Tag ein. Nach zwei Monaten Einnahme waren die Bleiwerte wieder normal, trotz der eigentlich eher geringen Dosis.

Spirulina enthält außerdem eine Menge Schwefel in Form von schwefelhaltigen Aminosäuren. Diese Aminosäuren Cystein, Methionin und Taurin werden benötigt, um Glutathion herzustellen, ein Eiweißbaustein, der zur Energiegewinnung in jeder Zelle gebraucht wird. Ob ein Mensch gut entgiften kann, hängt stark von seinem Glutathionspiegel ab. Deshalb empfiehlt man belasteten Menschen wie Rauchern oder Menschen, die viele Medikamente einnehmen, die regelmäßige Entgiftung gut zu unterstützen. Spirulina hilft wirksam dabei.

Schwefel gilt zudem als das Schönheitsmineral. Es kräftigt Bindegewebe und Knorpel und unterstützt eine geschmeidige und schöne Haut, feste Nägel und kräftige glänzende Haare. Schwefel wirkt generell antientzündlich und hilft wirksam bei Schmerzen. Menschen mit Arthritis und Arthrose profitieren in großem Maße von zusätzlichem natürlich gebundenen Schwefel. Schwefel hat noch viele andere gesundheitlichen Vorteile. Man kann es günstig unter dem Begriff MSM (Methylsulfonymethan) bei vielen Anbietern im Internet erwerben. MSM beschreibe ich auch genauer in meinem Buch „Die 10 besten Nahrungsergänzungsmittel".

Spirulina hilft beim Abnehmen

Bei Diäten ist es häufig ein Problem, genügend Nährstoffe und Eiweiß zu sich zu nehmen. Spirulina ist fettarm, aber voll gutem pflanzlichem Eiweiß und generell eine Nährstoffbombe. So wird der Körper auch bei geringerer Nahrungsaufnahme wie bei Diäten optimal versorgt. Zudem hilft eine ausreichende Eiweißzufuhr, eine Weile satt zu bleiben. So hilft Spirulina auch deutlich bei Heißhungerattacken, die häufig auftreten, wenn der Körper noch nicht genügend Nährstoffe und Eiweiß erhalten hat.

Durch seinen hohen Enzymgehalt unterstützt Spirulina zusätzlich die Fettverbrennung. Dazu wurde in der Fachzeitschrift „Medicine and Science in Sports and Exercise" eine Studie veröffentlicht, die zeigt, dass Spirulina die Fettverbrennung deutlich steigern kann. Neun Männer erhielten täglich Spirulina, weitere neun ein Placebo-Präparat. Beide Gruppen absolvierten nun ein tägliches Lauftraining, wobei in der Spirulina-Gruppe die Fettverbrennung bis zu 11 % anstieg, weit mehr als in der Kontrollgruppe.

Woher bekomme ich Spirulina?

Spirulina wird vor allem in Indien, Taiwan, Thailand und Kalifornien unter kontrollierten Bedingungen angebaut, also in Ländern

mit ganzjähriger Sonneneinstrahlung. Dort wird die Alge in warmen flachen Wasserbecken kultiviert. Durch das Sonnenlicht und eingeleitetem CO2 wachsen sie schnell und formen bald einen richtigen grünen Teppich aus Algen. Diese Algen können dann einfach abgeschöpft, gereinigt und getrocknet werden. In einem letzten Schritt werden sie dann zu Tabletten gepresst oder zu Pulver gemahlen.
Spirulina wird meist als sattgrünes Pulver oder als Presslinge angeboten. Es schmeckt nach sehr grüner Pflanze mit einem Schuss Meer! Wer mit dem Geschmack Probleme hat, sollte sich lieber an die Presslinge halten. Wer keine Tabletten einnehmen möchte, kann sie ohne weiteres in einen Mixer geben und nach Belieben Früchte für einen leckeren Smoothie hinzufügen. Dabei bleiben die wertvollen Inhaltsstoffe der Spirulina-Tabletten erhalten und es werden sogar zusätzliche Nährstoffe beigefügt.
Bevorzugen Sie beim Kauf biologisch erzeugtes Spirulina und achten Sie auf einen frischen Geruch der Algen. Wenn sie zu alt sind, riechen sie säuerlich und ranzig. Kaufen Sie Presslinge ohne sogenannte „Presshilfen“; es sollte 100 % pures Spirulina sein.
Die normale Dosis für Erwachsene ist ca. 7 bis 10 Gramm am Tag, die therapeutische Dosis beträgt bis zu 20 Gramm, und wenn Sie es gut vertragen, können Sie ruhig noch mehr nehmen, wie bei großem Stress oder sportlichen Anforderungen. Wie beim Gerstengras ist es hier ebenfalls empfehlenswert, mit einem Drittel oder der Hälfte der späteren Dosis einzuschleichen, um dem Körper die Gelegenheit zu geben, ohne Überforderung mit der Flut an Nährstoffen umzugehen.

Der Unterschied zwischen Spirulina und Chlorella

Spirulina und die Süßwasseralge Chlorella werden häufig in einem Atemzug genannt. Es gibt jedoch deutliche Unterschiede, auch bei der Wirkung. Obwohl die Zusammensetzung von Spirulina und Chlorella ähnlich ist und auch Chlorella über beeindruckende Nährstoffe verfügt, hat Chlorella zusätzlich die Eigenschaft, Schwermetalle und bestimmte Giftstoffe aus dem Gewebe zu mobilisieren und dann zu binden, indem sie in die Zellwände eingeschlossen werden.
Bei Entgiftungen generell kann Chlorella eine große Hilfe sein. Allerdings muss man hier vorsichtig sein und sehr langsam mit der Aufnahme beginnen. Ich habe häufiger schon erlebt, wie Chlorella zu starken Nebenwirkungen wie Erbrechen, Durchfall, generelles Unwohlsein und Kopfweh geführt hat. Ungefähr ein Drittel aller Menschen reagieren stark auf Chlorella. Da sie Gifte mobilisieren kann, was bedeutet dass diese aus den Zellen in die Blutbahn ausgeschüttet werden, kann es zu momentanen Vergiftungserscheinungen kommen. Wenn diese Gifte durch eine ausreichende Chlorellagabe wieder aufgefangen werden, scheidet der Körper diese Gifte dann mit der Alge wieder aus. Da die Menschen sich aber schon so schlecht fühlen, wollen sie natürlich nicht noch mehr von der Alge nehmen. Ich empfehle, sich bei einer gewünschten Entgiftung mit Chlorella ärztliche oder heilpraktische Beratung zu suchen, und zwar von jemandem, der sich mit Chlorella auskennt!
Bei der Nährstoffaufnahme ist Spirulina der Chlorella überlegen: sie wird besser verdaut und verfügt über eine bessere Bioverfügbarkeit. Die Resorption der Nährstoffe der Chlorella liegt bei ungefähr 60 bis höchstens 80 %, bei Spirulina hingegen bei 95 %.

Wenn es um Nahrungsergänzung geht, ist Spirulina ganz klar die bessere Wahl.

Leinöl und Algenöl

Omega-3-Fettsäuren – der wichtige Schmierstoff für unseren Körper

Von Omega-3-Fettsäuren haben Sie sicher schon einmal gehört. Und doch sind Sie sich vielleicht der immensen Wichtigkeit der Omega-3-Fettsäuren nicht bewusst. Unser Körper braucht diese lebenswichtigen Fettsäuren, die es reichlich in Leinöl und Algenöl gibt, für die unterschiedlichsten Aufgaben. Eine gute Gehirnfunktion hängt unmittelbar von ihnen ab, da das Gehirn und die Zellmembranen vorwiegend aus ungesättigten Fettsäuren bestehen. Omega-3-Fettsäuren sind wichtig für den Zellstoffwechsel, die Eiweißsynthese und für die Bildung körpereigener Abwehrzellen. Sie versorgen die Gelenke mit Schmierstoff und helfen bei der Produktion von Hormonen. Sie spielen eine große Rolle bei der Vermeidung von Entzündungen und bilden einen Schutz vor Infektionskrankheiten.

Eine große Hilfe bei Herz-Kreislauf-Erkrankungen

Die Bedeutung der Omega-3-Fettsäuren ist sehr gut mit Studien belegt und quasi wöchentlich kommen neue dazu. In einer Studie aus der anerkannten Framingham Hearth Study von Boston wurden 2500 Teilnehmer über 7 Jahre hinweg auf Herz-Kreislauf-Erkrankungen untersucht. Die Gruppe mit dem höchsten Omega-3-Index (> 6,8 %) zeigte ein um 39 % niedrigeres Risiko, an einer Herz-Kreislauf-Erkrankung zu sterben, als die Gruppe mit dem niedrigsten Omega-3-Index (< 4,2 %). Ein hoher Omega-3-Index geht einher mit einer Senkung der Herzfrequenz und des Blutdrucks, einer Erhöhung der Herzfrequenzvariabilität, einer

Senkung der Triglyceride und der „schlechten" LDL-Partikel und einer Erhöhung der „guten" LDL-Partikel.
In einer weiteren Studie mit vierzig Teilnehmern im Alter von 51 bis 72 Jahren zeigten die Wissenschaftlerin Anne Nilsson und ihre Kollegen aus Schweden, wie die Risiken für eine Herz-Kreislauf-Erkrankung in fünf Wochen bedeutsam gesenkt werden konnten. Und das nur mit einer täglichen Dosis von 3 Gramm Omega-3-Fettsäuren. Nach fünf Wochen hatte sich der Blutdruck gesenkt, die Blutfettwerte hatten sich reduziert und die Entzündungswerte waren gefallen. Die Risikofaktoren für Herz-Kreislauf-Erkrankungen hatten sich in großem Maße reduziert.
Weitere Studien kommen zu dem Schluss, dass die Zufuhr von genügend Omega-3-Fettsäuren das Herzinfarkt-Risiko um 40 bis 50 % senkt. Omega-3 senkt den Blutdruck, den Blutzuckerspiegel und reduziert die Thrombosegefahr, da die Gerinnungsneigung verringert und die Fließeigenschaften des Blutes verbessert werden. Mit genügend Omega-3 im Körper sinkt das Thromboserisiko um fast die Hälfte. Zudem lässt Omega-3 das „böse" LDL-Cholesterin absinken und steigert das „gute" HDL-Cholesterin. Da in der westlichen Welt Herz-Kreislauf-Erkrankungen zusammen mit Krebs zu den häufigsten Todesursachen zählen, sind das äußerst gute Nachrichten.

Omega-3 hilft bei Entzündungen

Omega-3-Fettsäuren helfen bei allen Entzündungen im Körper wie Asthma, Arthritis oder Colitis Ulcerosa, indem sie den Stoffwechsel wieder normalisieren und das Immunsystem stimulieren. Studien haben gezeigt, dass fehlende Omega-3-Fettsäuren Entzündungen begünstigen und die Entzündungswerte im Blut ansteigen lassen.
Sie schützen auch vor stillen Entzündungen (silent inflammation). Diese stillen Entzündungen laufen chronisch und erst einmal un-

bemerkt von uns im Gewebe ab und lassen unseren Körper über die Jahre hinweg krank und alt – geradezu rostig – werden. Dr. Retzek, ein österreichischer Arzt, der verschiedene alternative sowie konventionelle Heilmethoden erforscht und seine lesenswerten Erkenntnisse auf seiner Seite www.homeopathy.at präsentiert, schreibt über Omega-3-Fettsäuren, dass diese den Unterschied darüber machen können, ob man die letzten 15 bis 20 Jahre krank und schwach oder gesund verbringt. Die letztendlichen Folgen eines jahrelangen Mangels an Omega-3-Fettsäuren sind Herzinfarkte, Gefäßkrankheiten, Krebs und die Begünstigung weiterer durch Entzündungsprozesse geförderter Krankheiten wie z.B. Multiple Sklerose.

Omega-3 für ein gut funktionierendes Gehirn und eine ausgeglichene Psyche

Auch für das psychische Wohlbefinden sind Omega-3-Fettsäuren wichtig. Das Gehirn besteht aus über 60 % aus Omega-3- und Omega-6-Fettsäuren. Wenn diese Fettsäuren nicht ausreichend und in einem nicht ausgewogenen Verhältnis vorhanden sind, kann das Gehirn nur ungenügend arbeiten. Oft fällt das bei jungen Müttern mit ihren Babys auf. Das Ungeborene braucht viel Omega-3 für sein Gehirn, und wenn nicht genügend angeboten wird, nimmt das Baby es von der Mutter, die sich nach der Stillzeit beklagt, dass sie sich müde und unkonzentriert fühlt und nicht mehr gut denken kann. Häufig brauchen Mütter ein bis zwei Jahre nach der Geburt, um sich wieder zu erholen. Wenn man nach dem ersten Kind innerhalb kurzer Zeit ein zweites bekommt, kann es leicht zu Symptomen einer Depression kommen. Der Grund aber sind die fehlenden Omega-3-Fettsäuren.

Tatsächlich sind in Japan oder Malaysia, also Länder, in denen viel Fisch gegessen wird, postnatale Depressionen von jungen Müttern drei- bis zwanzigmal seltener als in den USA oder Deutschland.

Zu wenig Omega-3 schränkt generell die geistige Leistungsfähigkeit ein und führt zu Merk-, Denk- und Konzentrationsproblemen. Viele Menschen, die Omega-3-Fettsäuren für ihr Herz oder ihre Gefäße einnehmen, bemerken oft erstaunt, dass sie besser und konzentrierter arbeiten und lernen können und generell geistig fitter sind.
In einer Studie wurde verhaltensauffälligen Kindern Omega-3-Kapseln gegeben. Die schulischen Leistungen der Kinder verbesserten sich in Folge beträchtlich und ihre Lehrer stuften sie als ausgeglichener und intelligenter ein. Auch bei Kindern, die mit ADHS diagnostiziert worden waren, zeigte eine Omega-3-Zufuhr eine deutliche Verbesserung. Menschen, die an Ängsten und Panikattacken leiden, können ebenfalls von der verbesserten Hirnfunktion profitieren.

Omega-3 bei Depressionen

Weitere Studien zeigen, dass eine ausreichende Omega-3-Zufuhr eine gute Präventivmaßnahme für Depressionen und Alzheimer-Erkrankungen ist. Selbst wenn eine Depression schon manifest ist, gibt es signifikante Verbesserungen bis hin zur Heilung. Dabei ist es auch eine interessante Tatsache, dass in Ländern, in denen viel Fisch gegessen wird, es seltener zu depressiven Erkrankungen kommt als in Ländern mit wenig Fischkonsum.
Dr. David Servan-Schreiber widmet in seinem lesenswerten Buch „Die neue Medizin der Emotionen – Stress, Angst, Depression: Gesund werden ohne Medikamente" ein ganzes Kapitel der Behandlung von Depressionen mit Omega-3-Fettsäuren. Er berichtet in seinen Fallbeispielen unter anderem von Keith, einem jungen Studenten, der mehr und mehr in Angst und Depression hinein-

schlitterte. Er hatte keine Energie mehr für sein Studium, hatte Angst vor Menschen und schlief schlecht. Nachdem er Antidepressiva, Beruhigungsmittel und sogar Lithium erhalten hatte und es ihm immer noch nicht besser ging, wandte sich seine Mutter an einen Spezialisten für biologische Psychiatrie am Hammersmith Hospital in London. Keith hatte bei einem Test den höchsten Wert für das Ausmaß einer Depression erreicht, die Dr. Puri bis dahin gesehen hatte, und er war sehr besorgt. Dr. Puri versuchte etwas relativ Neues: er nahm Keith das Versprechen ab, sich in den folgenden acht Wochen nicht selbst zu töten (wovon dieser immer wieder gesprochen hatte) und bei seiner Mutter zu bleiben. Dann würde er ihn mit Fischöl behandeln, von dem er glaubte, dass es ihm helfen könne. Dr. Puri setzte alle Medikamente außer einem Antidepressivum, das Keith schon monatelang nahm, ab und gab ihm täglich mehrere Gramm Fischöl. Innerhalb weniger Wochen verschwanden die Selbstmordgedanken Keiths vollständig. Er hatte weniger Hemmungen anderen Menschen gegenüber und konnte wieder schlafen. Neun Monate später war sein Wert auf der Depressionsskala bei genau null! Keith hatte sein Leben wieder.

Das ist beileibe kein Einzelfall, die Wirksamkeit von Omega-3-Fettsäuren auf die Psyche ist in zahlreichen Studien gut bewiesen. Zum Beispiel wurden in einer Studie in Israel depressiven Probanden entweder Fischöl oder Olivenöl (das kein Omega-3 enthält) gegeben. Bei mehr als der Hälfte der Patienten, die Fischöl erhielten, verschwand die Depression innerhalb von drei Wochen. Dabei hatten sie bis dahin auf keine Behandlung angesprochen.

Ein Mangel an Omega-3-Fettsäuren scheint sich auch auf andere psychische Erkrankungen auszuwirken. Bei Schizophrenie z.B. konnte ein Mangel an Eicosapentaensäure (EPA) und Docosahexaensäure (DHA) nachgewiesen werden, den beiden wichtigen

Omega-3-Fettsäuren. Bei Depressiven waren diese beiden Fettsäuren ebenfalls vermindert. Auch in den Zellmembranen depressiver Patienten waren die Anteile an Omega-3 bedeutsam reduziert. Eine einprozentige Zunahme an DHA im Plasma führte in einer Studie mit über 300 Frauen zu einer 59prozentigen Verminderung depressiver Symptome.
Das alles sind sehr interessante Studienergebnisse, die man nicht leichthin ignorieren sollte. Wenn man bedenkt, wie leidvoll Depressionen sind und wie leicht und ohne Nebenwirkungen man mehr Omega-3-Fettsäuren zu sich nehmen kann, ist dies einer der besten Ansätze nicht nur für unsere physische, sondern auch für unsere psychische Gesundheit.
Die erste Maßnahme bei Depressionen sollte immer die Gabe von Vitamin D und Omega-3-Fettsäuren sein, da sich auf diese Weise schon ein guter Prozentsatz der Betroffenen ganz ohne sonstige Therapie wieder vollständig erholt. Natürlich denke ich nicht, dass das bei allen Menschen mit Depressionen ausreicht, aber es ist ein Anfang. Da Therapeuten bei Depressionen nur selten daran denken, dass ein Mangel an Vit. D oder Omega-3 dahinter steht, ist es wichtig, das im Hinterkopf zu behalten.

Warum haben wir zu wenig Omega-3-Fettsäuren?

Omega-3-Fettsäuren sind also äußerst wichtig für unser körperliches Wohlbefinden. Doch warum bekommen wir nicht genug über unsere Nahrung? Die meisten Nahrungsmittel mit Omega-3-Fettsäuren enthalten auch Omega-6-Fettsäuren. Dabei ist ein ausgewogenes Verhältnis der Fettsäuren von 1 : 1 bis 1 : 3 wichtig, d.h. ein Teil Omega-3 zu einem Teil (oder drei Teilen) Omega-6. Leider gibt es zunehmend einen Überschuss an Omega-6-Fettsäuren in unserer Ernährung. Z.B. haben Kühe, die draußen auf der Weide grasen dürfen, in ihrer Milch ein gesundes Verhältnis von Omega-3 zu Omega-6, was von unserer evolutionären Entwicklung her ideal für uns ist (ideal nur vom Fettsäuregehalt her, ansonsten ist Milch nicht geeignet für unsere Ernährung, aber das ist wieder ein anderes Thema). Kühe, die nur im Stall stehen und mit Getreide gefüttert werden, haben ein Verhältnis von 1 : 45 in ihrer Milch und ihrem Fleisch. Der Omega-3-Gehalt ist also abhängig von der Fütterungsweise der Kühe. Leider stehen inzwischen fast alle Kühe im Stall und nicht auf der Weide. Was für die Kühe ein trauriges Dasein bedeutet hat auch große Auswirkung auf uns. Da wir das nächste Glied in der Nahrungskette sind, nehmen wir viel zu wenig Omega-3 auf. Bei fast allen unseren Lebensmitteln hat sich dieser Anteil stark zum Nachteil verschoben.

Genügend Omega-3-Fettsäuren und ein ausgewogenes Verhältnis von Omega-3 zu Omega-6 gehören zu den wichtigsten präventiven medizinischen Maßnahmen, die man für sich treffen kann. Experten schätzen, dass wir nur 20 % der erforderlichen Menge an Omega-3 zu uns nehmen. Da sind Krankheiten bereits vorprogrammiert, was die Statistik ja auch deutlich zeigt.
Das Verhältnis von Omega-3 zu Omega-6 ist eines der besten voraussagenden Faktoren für das Auftreten von Herz-Kreislauf-Erkrankungen und Krebs, also den sogenannten Zivilisationskrankheiten. In Europa und den USA haben wir bei Omega-3 und Omega-6 ein Verhältnis von 1 zu 20. Das zeigt sich unter anderem darin, dass ungefähr 40 % aller Menschen vorzeitig an Herz-Kreislauf-Erkrankungen sterben. In Japan gibt es ein günstigeres Verhältnis zwischen den beiden Fettsäuren, daher gibt es im Vergleich zu Europa und den USA weit weniger Tote durch Herzinfarkte und Gefäßerkrankungen. In Kreta schließlich ist das Verhältnis der Fettsäuren optimal. In der Folge sterben nur 4 % der Bewohner vorzeitig an Herzinfarkten.

So bekommen wir genügend Omega-3-Fettsäuren

In pflanzlichen Lebensmitteln ist die Omega-3-Fettsäure ALA (Alpha-Linolensäure) und in tierischen Omega-3-Fettsäuren sind die Fettsäuren EPA (Eicosapentaensäure) und DHA (Docosahexaensäure) enthalten. Die Fettsäuren EPA und DHA kann der Körper direkt nutzen, die pflanzliche Omega-3-Fettsäure ALA hingegen muss erst umgewandelt werden. Dadurch kann man nur ca. 5 % des pflanzlichen Öls nutzen. Das bedeutet, dass Vegetarier einen gewissen Nachteil haben, um genügend Omega-3 zu bekommen. Zum Glück wird seit ein paar Jahren auch mehr Algenöl kultiviert, das vegan ist und trotzdem genügend EPA und DHA enthält. Algenöl ist etwas teurer als die Fischöl, stellt aber die einzige Möglichkeit der direkten EPA- und DHA-Zufuhr für Vegetarier und Veganer dar.
Ich empfehle die Einnahme von Algenöl, um genügend Omega-3-Fettsäuren zu bekommen, für Nicht-Vegetarier auch Fischöl. 400 bis 600 mg EPA und DHA zusammen täglich (man kann ruhig auch ein wenig mehr nehmen) ist die normale Tagesdosis. Meist ist diese Menge in drei bis fünf Gramm Öl enthalten. In der Regel steht beim Produkt dabei, wie viel EPA und DHA enthalten ist.

In bedeutsamen Mengen kommen die Omega-3-Fettsäuren in Fisch und in pflanzlichen Ölen vor. Nichtvegetariern empfehle ich auch ein Mal die Woche den Verzehr von fettem Fisch wie Thunfisch (enthält am meisten Omega-3) oder Lachs. Jeden Tag Fisch zu essen ist wegen der Schadstoffbelastung der Fische – und auch natürlich wegen der Überfischung der Meere und den schlechten Aufzuchtbedingungen in der Fischzucht – nicht empfehlenswert. Zusätzlich ist es eine gute Idee, Milchprodukte und Fleisch – wenn überhaupt – nur von Tieren zu essen, die auf Weiden grasen dürfen und natürliches Futter erhalten. Leider bekommen viele Menschen, die Tierprodukte aus konventioneller Zucht zu sich nehmen, nur ganz geringe Mengen an Omega-3, nämlich das, was die Tiere als Zusatz zu ihrem unnatürlichen Futter erhalten. Auch sollten Öle mit einem sehr hohen Omega-6-Gehalt wie z.B. Sonnenblumenöl aus der Ernährung gestrichen werden.

Wenn Sie Vegetarier sind, sind Sie auf Omega-3-reiche Öle angewiesen. Algenöl, hier das wichtigste Öl, kann man wunderbar für Salate verwenden oder auch pur jeden Tag ein oder zwei Teelöffel zu sich nehmen. Für Salate in der Küche sind auch Walnussöl oder Hanföl mit ihrem hohen Omega-3-Gehalt geeignet. Abgesehen vom Algenöl enthält Leinöl besonders viel Omega-3. Besorgen Sie sich also ein gutes, aus biologischem Anbau stammendes Leinöl und nehmen Sie jeden Tag einen Esslöffel davon zu sich (Vegetarier eher zwei). Absolut köstlich – auch für Salate oder zu gegrilltem Gemüse – ist eine selbst gemachte Mayonnaise mit Leinöl.

Nehmen Sie sich etwas Zeit, um eine gute Quelle für das Leinöl ausfindig zu machen. Das Öl darf beim Herstellungsprozess nicht über 40 Grad erhitzt worden sein und es sollte im Kühlschrank gelagert werden. Es gibt in ganz Deutschland Ölmühlen, wo Sie frisches Leinöl kaufen können. Da es nur drei Monate haltbar ist, ist es sehr wichtig, dass Sie das Leinöl frisch bekommen und es nicht im Kaufhaus besorgen, wo es eventuell schon seit Wochen ungekühlt im Regal steht (was ich auch immer wieder in Bioläden sehe). Ich weiß, wann in der nächsten Ölmühle hier bei mir das Öl gepresst wird und hole es am nächsten Tag ab.

Selbst wenn Sie Leinöl reichlich zu sich nehmen, kann etwas Algenöl Ihnen nur Vorteile bringen. Ich beziehe mein Algenöl von der Firma Norsan, die sehr gutes Algenöl aus schadstoffarmer und umweltschonender Kultivierung herstellt und das ich wärmstens empfehlen kann. Wenn Sie Genaueres über die Zusammensetzung der Fettsäuren wissen möchten und ob ein Omega-3-Mangel überhaupt vorliegt (bei Messungen haben ca. 80 % der Menschen einen Mangel), bietet Norsan auch eine Fettsäurenanalyse an, die Sie selbst daheim durchführen können.

Weizenkeime

Vom Fasten zu Weizenkeimen

Weizenkeime klingen nicht gerade nach einem spektakulären Lebensmittel. Sie sehen nicht besonders aus und schmecken eher mäßig. Doch die Keime haben es in sich! Sie enthalten in rauen Mengen einen Stoff, der einen höchst erwünschten Prozess in unserem Körper auslöst – die sogenannte Autophagie.

Intermittierendes Fasten fördert den Autophagie-Prozess

Der Altersforscher Frank Madeo erforschte in den letzten Jahren an der Universität Graz diesen Autophagieprozess und nahm zuerst die alte Tradition des Fastens unter die Lupe. Es gibt schon seit vielen Jahren Beweise, dass Fasten das Leben verlängert, was für Bakterien, Fliegen, Mäuse, Affen und natürlich auch für Menschen gilt. Ab einem Fasten von mindestens acht Stunden wird der Prozess der zellulären Selbstreinigung – auch Autophagie genannt – eingeschaltet. Die Zellen sind nicht mehr darauf gepolt, Stoffe aufzunehmen, sondern nutzen die Esspause, um überflüssige oder beschädigte Bestandteile der Zelle, die sich in kleinen Müllsäcken in den Zellen befinden, zu zerlegen. Dazu gehören vor allem oxidierte Proteine und geschädigte Mitochondrien, die Sauerstoffradikale produzieren und somit die DNA der Zellen angreifen. Auch Fette werden der Zelle wieder zur Verfügung gestellt. Dieses körpereigene Recycling ist äußerst wichtig für ein gutes Funktionieren unserer Zellen und der hauptsächliche Grund, warum Fasten so gesund ist.

Inzwischen gibt es zahlreiche Studien, die diese gesundheitlichen Vorteile für Mensch und Tier belegen. Beispielsweise gab man in einer Studie mit Mäusen beiden Gruppen eine fett- und zuckerhaltige Ernährung, ähnlich wie fast food, Die eine Gruppe hatte zeitlich unbeschränkt Zugang zu ihrem Futter und wurde krank, dick, hatte schlechte Leberwerte und eine Fettleber. Die andere Mäusegruppe aß genau dieselbe Menge, hatte aber nur nachts Zugang zu ihrem Essen. Diese Pause bewirkte einen enormen Unterschied! Die zweite Mäusegruppe blieb schlank, agil und gesund und zeigte keinerlei Anzeichen einer Fettleber. Das Fazit ist erstaunlich: die negativen Auswirkungen von stark zucker- oder fetthaltiger Ernährung können in Mäusen durch gelegentliche Fastenperioden neutralisiert werden. Was für Mäuse gilt, funktioniert in der Regel auch für uns Menschen, nicht umsonst wird an Mäusen viel geforscht. Es könnte also eine der gesundheitlich wirksamsten Verfahren sein, öfters einfach mal nichts zu essen!
Interessant ist hierbei auch eine weitere Studie mit 60 Teilnehmern zum alternierenden Fasten von Prof. Madeo, bei der sich die Hälfte der Probanden einen Monat lang an einen strengen Rhythmus halten mussten: 36 Stunden aßen sie nichts, dann hatten sie ein Zeitfenster von zwölf Stunden, in dem sie so viel essen konnten, wie sie wollten. Die andere Hälfte der Teilnehmer durfte sich ganz wie gewohnt ernähren.
Nach vier Wochen analysierten die Forscher die Gesundheitswerte der allesamt normalgewichtigen Probanden. Bei den Teilnehmern am Intervallfasten ergaben sie einen gesunkenen Cholesterinspiegel, geringere Werte an bestimmten Eiweißen, die mit Alterungsprozessen assoziiert werden, einen niedrigeren Blutdruck, niedrigere Entzündungsparameter und deutlich weniger Bauchfett. Zudem hatten die Studienteilnehmer durchschnittlich 3,5 kg verloren.

In der Naturheilkunde gilt das Heilfasten schon lange als eine der effektivsten Maßnahmen für Regeneration und Heilung. Es gibt viele Fastenkliniken, wo schwere Krankheiten erfolgreich vorwiegend mit Nahrungsentzug behandelt werden. Nur sind die bislang mindestens fünf Tage Fasten recht aufwändig und im Alltag häufig ein mühsames Unterfangen. Alternierendes Fasten hingegen kriegt fast jeder mit wenig Aufwand hin. Wer nicht 36 Stunden fasten möchte, kann auch das sogenannte 16:8-Fasten praktizieren. In 24 Stunden wird nur an acht Stunden gegessen und die restlichen 16 Stunden gefastet. Schon dieses Zeitfenster zeigt eine sehr positive Wirkung auf den Organismus.

Spermidin, die Entdeckung

Frank Madeo und seine Forschergruppe wollten nun wissen, ob es außer dem Fasten noch etwas anderes gibt, das diesen erwünschten Autophagieprozess anspringen lässt. Sie testeten zahlreiche Stoffe und wurden mit der interessanten Substanz Spermidin tatsächlich fündig. Spermidin kommt in allen lebenden Organismen vor und ist eng mit dem Zellwachstum verbunden. Bei einer Beschleunigung des Stoffwechsels erhöht sich die Menge von Spermidin im Körper und bei einer Verlangsamung geht die Produktion von Spermidin zurück. Physiologisch nimmt die Menge an gebildetem Spermidin deutlich mit zunehmendem Alter ab, aber es gibt auch Ausnahmen. Bei Messungen wurde ein sehr hoher Spermidin-Gehalt bei Hundertjährigen festgestellt, was wohl mit ein Grund für ihr langes Leben sein dürfte. Bei Wachstum, Schwangerschaft, nach großen sportlichen Anstrengungen, nach Blutverlust oder längeren Höhenaufenthalten nimmt die Spermidin-Menge im Körper zu.

Der Wunderstoff Spermidin

Der Name sagt es schon, vor allem ist Spermidin in großen Mengen im männlichen Ejakulat enthalten. Von allen Lebensmitteln, die bis jetzt getestet wurden, enthalten die unscheinbaren Weizenkeime am meisten Spermidin. Wenn man diese in die tägliche Ernährung integriert, kann man auch ganz ohne Fasten die Autophagie bedeutsam ankurbeln und von enormen gesundheitlichen Vorteilen profitieren.

Spermidin verringert die Mortalitätsrate

Im August 2018 wurden die Ergebnisse einer zwanzigjährigen klinischen Beobachtungsstudie von Forschern aus verschiedenen Ländern zu Spermidin veröffentlicht. Dabei war die Aufnahme von Spermidin in den Ernährungsgewohnheiten der Teilnehmer regelmäßig protokolliert worden. Es nahmen 829 Menschen teil, die zwischen 25 und 84 Jahre alt waren. In diesem Zeitraum starben 341 Personen, und zwar 40,5% von ihnen im unteren Drittel der Spermidin-Aufnahme, 24 % im mittleren und 15% im oberen Drittel. Das Ergebnis zeigt deutlich ein unterschiedliches Mortalitätsrisiko. Die Menschen mit dem höheren Drittel Spermidin lebten fünf bis sieben Jahre länger. Spermidin wirkt also deutlich lebensverlängernd.

Spermidin schützt vor Herz-Kreislauf-Erkrankungen

Spermidin senkt Bluthochdruck und schützt so vor kardiovaskulären Erkrankungen wie Herzinfarkt. Es verzögert die Herzalterung, indem es die diastolische Funktion verbessert. Der Autophagieprozess schützt die Gefäße vor Arteriosklerose, ebenfalls eine Folge von Bluthochdruck. Spermidin hat auch eine schützende Wirkung bei Herzinsuffizienz.

Spermidin hilft dem Gedächtnis und schützt vor Demenz

Professor Agnes Flöel von der Neurorologischen Universitätsklinik Greifswald berichtet: „Bisherige Daten lassen vermuten, dass sogenannte Polyamine, insbesondere das Spermidin, sich positiv auf die Gehirnfunktion und geistige Fähigkeiten auswirken.“ Eine Studie an der Charité in Berlin untersuchte letztes Jahr unter ihrer Leitung den Einfluss von Weizenkeimen auf Lernfähigkeit und Gedächtnis. Bereits nach dreimonatiger Einnahme von Weizenkeimen, die in Kapseln verpackt worden waren, zeigte sich, dass die Gedächtnisleistungen der Probanden sich verbesserten.

Auch bei Erkrankungen wie Alzheimer oder Parkinson kann Spermidin helfen. Da bei neurodegenerativen Erkrankungen vor allem Eiweiß-Ablagerungen zugrunde liegen, wird bei diesem Selbstreinigungsprozess, bei dem Eiweiße abgebaut werden, das Gehirn quasi entschlackt. Manche Forscher sehen in Spermidin geradezu eine Wunderwaffe gegen Demenz.

Was bewirkt Spermidin noch?

Die Selbstreinigung der Zellen ist der wichtigste Mechanismus, um sie funktionsfähig zu erhalten. Wenn die Zellen überlastet, schwach oder mit Nährstoffen unterversorgt sind wird so der Boden für allerlei Krankheiten bereitet. Eine Förderung der Autophagie ist die umfassendste Gesundheitsvorsorge und wirkt auf alle Organe und alles Gewebe im Körper. Somit kann man hier gar nicht alles erwähnen, was die Autophagie bewirkt. Das ist ja auch vom Heilfasten bekannt, dass es im Grunde nichts gibt, wo es nicht hilft, ein Rundum-Hausputz sozusagen.

Ein paar Erkenntnisse möchte ich hier zusätzlich zu den schon erwähnten auflisten: Spermidin reguliert den Blutzuckerspiegel, senkt das potenziell gefäßschädigende LDL-Cholesterin und hebt das „gute“ HDL-Cholesterin an. In Tierversuchen hat es sich als

wirksam gegen Leberkrebs gezeigt und besitzt allgemein eine leberschützende Wirkung. Auch bei anderen Krebsarten gab es in Tierversuchen Hinweise, dass Spermidin gegen eine Erkrankung hilft. Eine Studie aus dem Jahr 2011 aus Südkorea deutet darauf hin, dass Spermidin auch eine wichtige Rolle beim Schutz der Bauchspeicheldrüsenzellen spielt, was bei Typ-2-Diabetes sehr hilfreich sein kann.
Da mit genügend Spermidin sich auch die Haut besser regeneriert sieht man jünger und frischer aus.

Weizenkeime haben es in sich!

Auch schon vor der Entdeckung des Spermidins wurden Weizenkeime als eine höchst gesunde Zutat zur täglichen Nahrung empfohlen. Sie enthalten jede Menge Eiweiß, Fette und verschiedene Vitamine, besonders Vitamin E. Das ist kein Wunder, da Weizenkeime der wertvollste Teil des Weizenkorns sind. Sie enthalten auch eine große Menge B-Vitamine: Biotin, Pantothensäure, Niacin und Thiamin und auch viel Folsäure. Das ist auch für Schwangere hervorragend, die einen erhöhten Folsäure-Bedarf haben. Doch auch für alle anderen ist Folsäure wichtig, da es die Gefäße vor Arteriosklerose schützt.
Die große Menge an Ballaststoffen hilft dem Darm bei der Verdauung und senkt den Cholesterinspiegel, da sie Gallensäuren binden. Sie schützen den Darm maßgeblich vor dem leaky-gut-Syndrom und helfen bei der täglichen Entgiftung, da sie aussortierte Stoffe binden. Man kann Weizenkeime mit ihrer positiven Wirkung auf den Darm und die Haut als echtes anti-aging-food bezeichnen!

Wie nehme ich Weizenkeime ein?

Der zurückhaltende und leicht süße und nussige Geschmack von Weizenkeimen ist sehr gut als Zutat für Müsli, Joghurt oder

Fruchtsalat geeignet. Zugegebenermaßen schmeckt er pur nicht besonders, aber zusammen mit anderen Zutaten kann es sogar recht lecker sein. Geben Sie zwei bis drei Esslöffel in ungesüßten Naturjoghurt, fügen Sie einen Spritzer frischen Zitronensaft dazu und schmecken Sie nach Bedarf mit etwas Honig nach. Ich esse Weizenkeime gerne auch einfach mit etwas Mandel- oder Hafermilch.

Man kann Weizenkeime auch sehr gut in selbstgebackenes Brot einarbeiten, doch im Idealfall sollten die Weizenkeime nicht erhitzt werden. Ihre volle Wirkung entfalten sie vorwiegend roh.

Um die Autophagie-Wirkung anzuregen, sollten Sie ein bis vier Esslöffel Weizenkeime täglich zu sich nehmen. Ein Eßlöffel sind 10 Gramm. Mit ca, zwei Euro für 250 Gramm sind sie äußerst günstig. Ich bevorzuge die Vollkornweizenkeime von Dr. Grandel, die im Reformhaus zu finden sind.

Weitere Lebensmittel mit Spermidin

Außer in Weizenkeimen ist Spermidin noch in weiteren Lebensmitteln in einer höheren Menge enthalten. Vor allem gilt dies für gereiften Käse wie Cheddar oder Parmesan, Pilze, Sojaprodukte und Hülsenfrüchte. Ein traditionelles japanisches Gericht, das aus Sojabohnen hergestellt wird, ist das sogenannte Natto, das ebenfalls viel Spermidin enthält und auch aus anderen Gründen fantastisch für unsere Gesundheit ist. Natto bespreche ich im Kapitel „Fermentiertes“. Wie viel der Körper von dem in den Nahrungsmitteln enthaltenen Spermidin aufnimmt kann sehr unterschiedlich sein und ist auch abhängig von der Eigenproduktion im Körper und der Zusammensetzung des Darmmikrobioms.

Hier eine Tabelle mit Nahrungsmitteln mit dem höchsten Spermidingehalt:

Weizenkeime	243 mg/kg
Getrocknete Sojabohnen	207 mg/kg (Japan)
Cheddarkäse	199 mg/kg
Getrocknete Sojabohnen	128 mg/kg (Deutschland)
Pilze	89 mg/kg
Reiskleie	50 mg/kg
Erbsen	46 mg/kg
Mais	32 mg/kg
Kichererbsen	29 mg/kg

Hülsenfrüchte und gereifter Käse sind noch einfacher als Weizenkeime in die Ernährung zu integrieren, so gut wie sie schmecken. Und wenn man dann noch um die gesundheitlichen Effekte weiß, greift man um so lieber zu ihnen. Da Käse allerdings zu den tierischen Produkten gehört, ist hier ein gewisses Maß sinnvoll. Hülsenfrüchte hingegen kann man jeden Tag ein wenig essen. Sie enthalten auch viel wertvolles pflanzliches Eiweiß und Ballaststoffe.

Übrigens: Professor Madeo ist mit mehreren kurzweiligen und interessanten Vorträgen auf youtube zu sehen. Frank Madeo „Iss dich jung“ ist einer davon.

Wildkräuter

Früchte und grüne Blätter verschiedenster Art sind unsere natürliche, in langer Zeit gewachsene Ernährungsform. Unsere Vorfahren haben sich jahrtausendelang von Früchten und Wildkräutern ernährt, zusammen mit Wurzeln, Samen und Nüssen und etwas Fleisch oder Fisch. Früchte und grüne Blätter sind auch die vorherrschende Diät großer pflanzenfressender Säugetiere wie Elefanten oder Gorillas, deren Kraft sprichwörtlich ist.

Mit der Einführung des Ackerbaus änderte sich unsere Ernährung, und die Wildkräuter gerieten mehr und mehr in Vergessenheit. Wir kultivieren die Pflanzen, die wir essen, anstatt sie zu sammeln, was auch Sinn macht, denn so können wir größere Erträge gewinnen.

Doch da die Kulturpflanzen sich nicht „in freier Wildbahn" an ihrem Standort gegen Wind, Wetter und Konkurrenz behaupten müssen, haben sie im Laufe der Zeit viel von ihrer Widerstandskraft und Vitalität eingebüßt. Zudem führen Monokultur und Fehldüngung im Ackerbau zu ausgelaugten Böden, wodurch die angebauten Pflanzen weniger Nährstoffe enthalten als früher. Es lohnt sich also für uns, uns wieder – zumindest zeitweise – dem Sammeln in freier Natur zuzuwenden!

Wildpflanzen sind kleine Kraftpakete

Wildpflanzen verfügen im Vergleich zu Kulturpflanzen über ein Vielfaches an Mineralien, Vitaminen und Spurenelementen sowie über wertvolle sekundäre Pflanzenstoffe wie Bitterstoffe, ätherische Öle und Enzyme. Die allermeisten dieser Stoffe sind lebenswichtig für uns, damit unser Körper reibungslos funktioniert.

Verglichen mit z.B. dem Kopfsalat enthält die Brennessel die zwanzigfache Menge an Kalzium und Vitamin C und die sieben-

fache Menge an Eisen. Das Gänseblümchen hat – im Vergleich mit Spinat – doppelt so viel an verschiedenen Mineralien, Kalzium und Vitamin C. Ursprüngliche Wildpflanzen enthalten im Durchschnitt das Dreifache an Magnesium und das Zehnfache an Eisen wie unsere Kulturpflanzen.
Die grünen Blätter und Blüten der Wildpflanzen mit ihrer hohen Nährstoffdichte sind also richtige Kraft- und Energiepakete und sollten zu unseren wichtigsten Lebensmitteln gehören.

Was gibt es beim Sammeln und Zubereiten der Kräuter zu beachten?

Viele Wildpflanzen kann man schon ab Ende Februar oder Anfang März ernten, wenn die Blättchen frisch austreiben. Das ganze Jahr über bis November finden Sie auf den Wiesen Grünes.
Pflücken Sie nur Pflanzen, die Sie sicher erkennen. Fast alle unsere Pflanzen auf unseren Wiesen sind essbar, aber es gibt eben doch ein paar Ausnahmen, die uns gefährlich werden können.
Pflücken Sie sie auf keinen Fall an stark befahrenen Straßen, wo die Abgase die Pflanzen vergiften. Auch um gedüngte Wiesen sollte man einen Bogen machen, und auch Feldränder, wo Getreide wächst, bekommen oft Pflanzenschutzmittel ab und sind deshalb ungeeignet zum Pflücken. Wiesen, auf denen sich viele Hunde tummeln, aus offensichtlichen Gründen ebenfalls.
Wenn Sie die Augen offen halten, so werden Sie mit der Zeit Ihre Lieblingswiesen finden, die verschiedene unbelastete Kräuter beherbergen. Gute Ernte versprechen ungedüngte Streuobstwiesen, ruhige Waldwege und natürlich auch Natur- und Landschaftsgebiete, in denen die Pflanzen oft besonders kräftig wachsen.
Graben Sie nicht die ganze Pflanze aus, sondern pflücken Sie von jeder Pflanze einige Blätter, so dass die Pflanze weiter gedeihen kann. Dabei sind die jungen zarten Blätter die besten Teile, die Sie vorsichtig abzupfen können. Das kann man gut mit der Hand

machen, aber Sie können auch eine Schere benutzen. Für die Brennessel habe ich meist einen Handschuh dabei, so dass ich mir nicht die Finger verbrenne. Plastiktüten sind eher ungeeignet, um die Kräuter nach Hause zu tragen; in einer Stofftasche oder einem Korb liegen die Kräuter luftig und schwitzen nicht.
Die beste Tageszeit zum Pflücken ist der Morgen oder der späte Nachmittag. Am besten sollten die Kräuter nicht mehr nass sein vom Tau, außer man isst sie wirklich sofort. In der heißen Mittagssonne hingegen sind die Kräuter oft etwas schlapp.

Für einen Tee geben Sie mehrere Blätter der Pflanze in eine Tasse und übergießen sie mit heißem Wasser. Löwenzahn schmeckt auch hervorragend als Salatzugabe. Die einfachste Zubereitung ist im Grunde gar keine: pflücken Sie täglich ein paar Blätter und essen Sie sie sofort. Brennesselblätter mit den feinen Nesseln kann man in einem Tuch kurz hin und her rollen, dann sind die Nesseln abgebrochen und man kann sie ohne Probleme roh essen. Brennesseln werden auch gerne leicht angedünstet als Gemüse gegessen. Damit wir an das kostbare Innere der Zellen im Inneren der Blätter kommen, ist es förderlich, alle grünen Blätter gut und lange zu kauen, damit die Zellwände aufbrechen. Alle Kräuter sind auch eine wunderbare Zutat für einen Smoothie mit Früchten.

Wenn Sie sich schon mit Kräutern auskennen, werden Sie um die Vielfalt in der Natur wissen. Für alle anderen möchte ich in diesem Kapitel drei Kräuter vorstellen, die wirkliche Allrounder sind und eine so große Anzahl von wichtigen Stoffen für uns enthalten, dass sie ganz zu Recht zu den Königskräutern gezählt werden können: die Brennessel, der Löwenzahn und die Schafgarbe! Wenn Sie also wenig Zeit haben, ist es gar nicht nötig, sich stundenlang in Kräuterbücher zu vertiefen: mit diesen drei Pflanzen, die jeder kennen dürfte, ist man von der Natur hervorragend bedient.

Die wilde Brennessel

Die eher unansehnliche Brennessel wird seit alters her als große Heilpflanze verehrt. Schon Ovid und Horaz haben sie besungen und alle alten wie neueren Heilpflanzenkenner heben ihre ganz besonders starken Heilkräfte hervor.
Zu finden ist sie überall in Mitteleuropa, besonders reichlich entlang von Feld- und Waldwegen und bei Hecken und Zäunen. Die Brennessel ist widerstandsfähig und ausdauernd und siedelt sich auch gerne dort an, wo der Mensch zerstörerische Spuren hinterlassen hat, wie auf Schuttplätzen oder Kahlschlägen oder um verlassene Höfe herum. Sie zieht gerne dem Menschen hinterher. Die Brennessel wächst zu einer bis zu zwei Meter hohen Staude heran und tritt oft in großen Mengen auf. Und wie ihr Name schon sagt, charakteristisch sind für sie die Brennhaare, die sich auf ihren länglichen, am Rand gesägten Blättern befinden (auch auf den jungen Blättern). Die Brennessel blüht von Juni bis Oktober. Aus den Blattachseln im oberen Drittel der Pflanze wachsen im Hochsommer grünliche Rispen, die Brennesselsamen.

Charakteristische Inhaltsstoffe

Die Brennessel ist zusammen mit dem Löwenzahl und der Schafgarbe ein richtiger Alleskönner in der Pflanzenheilkunde und gehört zu den heilkräftigsten Kräutern, die wir in der Natur finden. Sie schmeckt etwas herb und ist außerordentlich reich an Mineralstoffen wie Phosphor, Kalium, Magnesium und besonders Kalzium und Eisen. Sie enthält große Mengen an Vitamin C und E (die eine starke antioxidative Wirkung besitzen), Vitamin A,

Phytohormonen (pflanzliche Hormone) und Enzymen. Sie enthält äußerst viel Chlorophyll, was ihre tief dunkelgrüne Farbe zeigt. Mit 9 % Eiweiß ist sie sogar als Grundnahrungsmittel geeignet und hat in Hungersnöten so manchen Menschen vor dem Hungertod bewahrt. Die gehaltvollen Samen sind wahre Kraftpakete an Mikronährstoffen und enthalten viel Linolsäure, Vitamin E und Karotinoide.

Heilwirkung

Wenn wir nur die Brennessel zur Verfügung hätten, wären wir von der Natur schon reich bedacht, so viele Vitalstoffe enthält dieses Wunderkraut. Die Brennessel wird seit jeher in der Volksheilkunde bei Müdigkeit und Erschöpfungszuständen eingesetzt sowie zur Entgiftung und Entschlackung. Sie wirkt blutbildend und blutreinigend, blutdrucksenkend, harntreibend und entzündungshemmend und stimuliert das Immunsystem sogar besser als Echinacea (Sonnenhut).

Sie hilft bei Verdauungsbeschwerden, bei entzündlichen Darmerkrankungen und bei Leber- und Galleproblemen. Sie senkt den Blutzuckerspiegel und hilft bei Prostataproblemen. Bei Arthrose und Arthritis wird die Brennessel wegen ihrer entzündungshemmenden und schmerzlindernden Eigenschaften sehr wirkungsvoll eingesetzt. Die Brennessel wird auch empfohlen bei Harnwegsinfekten und zur Vorbeugung von Blasen- und Nierensteinen. Sie verbessert bei Ekzemen und Akne das Hautbild und hilft bei Allergien, die sich über die Haut zeigen.

In den Brennesselsamen befinden sich hormonähnliche Substanzen, die sowohl Libido, Potenz und Zeugungsfähigkeit als auch die Milchproduktion stillender Mütter steigern (daher wurde es Mönchen im Mittelalter verboten, Brennesselsamen zu essen; sie sollten ihr Keuschheitsgelübde nicht gefährden). Auch bei vermindertem Haarwuchs und bei Haarausfall sind die Brennesselsamen das Mittel der Wahl. Sie helfen auch, schönes starkes glänzendes Haar zu bekommen.

Tipps zum Sammeln

Schon ab Anfang März bis in den Oktober hinein können Sie die obersten jungen Triebspitzen der Brennessel ernten. Am besten nehmen Sie dazu Handschuhe, da auch die jungen Blätter etwas brennen. Die Samen können Sie ab Ende Juli bis November ernten. Brennesselsamen kann man auch sehr gut trocknen. Am besten breitet man sie ungewaschen auf Packpapier oder Karton aus und lässt sie an einem trockenen und luftigen Ort einige Tage trocknen. Dann können Sie die Samen leicht von der Rispe in ein Glas hinein reiben und haben über den Winter eine nährstoffreiche Leckerei. In Salaten oder Suppen sind sie ein würziger Zusatz.

Der unverwüstliche Löwenzahn

Wenn es im Frühling scheint, als wäre die Sonne selbst auf die Erde gefallen, dann blüht hier eine Wildpflanze, die jeder kennen dürfte: der wandlungsfähige und vitale Löwenzahn. Im Volksmund nennt man ihn auch Butterblume, Bettsaicher oder Pusteblume. Er wächst im Grunde überall in rauen Mengen, auf Wiesen, an Wegrändern, am Waldrand, auf Bergeshöhen und zum Leidwesen vieler Gärtner auch in ihrem Garten. Er gilt als Unkraut, doch der Löwenzahn ist eine der stärksten und vielseitigsten Heilpflanzen, die wir in unseren Breitengraden finden. Der Begründer der Makrobiotik, der Japaner George Oshawa, sagte bei einem Aufenthalt im Schwarzwald, als er eine blühende Löwenzahnwiese sah: „Wo diese herrliche Pflanze wächst, braucht man keinen Ginseng einzuführen!"

Charakteristisch sind die kräftigen Pfahlwurzeln und die sich aus den gelben Blütenköpfen entwickelnden „Pusteblumen". Man kann alle Teile des Löwenzahns essen, auch die Stängel und Blüten. Löwenzahnblätter gibt es fast ganzjährig zu pflücken, nur im tiefsten Winter unter dem Schnee muss man auf ihn verzichten. Im Herbst, wenn die Blütezeit vorbei ist, konzentriert sich die Kraft der Pflanze auf die Wurzeln, die man ausgraben, trocknen und mit heißem Wasser aufgegossen als Tee zu sich nehmen kann.

Charakteristische Inhaltsstoffe

Der Löwenzahn hat eine Vielzahl an wohlausgewogenen Vitalstoffen. Er ist sehr vitaminreich, enthält viel Vitamin A und B und besonders große Mengen an Vitamin C und D. Weiterhin enthält der Löwenzahn viele Mineralien wie Kalzium, Kieselsäure, Schwefel und einen hohen Anteil an Kalium. Die vielen wertvollen Bitterstoffe geben ihm einen herben, aber nicht unangenehmen Geschmack. Weitere Inhaltsstoffe sind Flavonoide, Kumarine, Carotinoide, Cholin, Inulin und Eiweiß.

Heilwirkung

Vielleicht liegt es auch an ihrer schieren Menge, dass der wahre Wert des Löwenzahns heute etwas in Vergessenheit geraten ist. Denn eigentlich ist der Löwenzahn eine altbekannte Heilpflanze, sogar eine besonders zähe und unverwüstliche Pflanze, die nur so vor Lebenskraft strotzt. Er wirkt stärkend bei Schwächezuständen aller Art, blutbildend und -reinigend, entgiftend und harntreibend. Die Bitterstoffe wirken verdauungsfördernd und regen deutlich Galle und Leber an und steigern so die Entschlackung. Überhaupt wirkt der Löwenzahn auf alle Leber- und Galleprobleme (mit Ausnahme bei Verschluss der Gallenwege). Die Verdauung wird harmonisiert und er ist hilfreich bei Gicht und Rheuma. Auch die Bauchspeicheldrüse wird angeregt. Der Name „Bettsaicher" weist deutlich auf die anregende und entwässernde Wirkung auf Niere und Blase hin. Auf die Atemwege wirkt der Löwenzahn entschleimend und lindert Husten.

Tipps zum Sammeln

Die gesamte Pflanze ist essbar. Wir pflücken je nach Witterung schon ab Anfang März die zarten Blätter. Fast das ganze Jahr hindurch finden wir frisches Grün. Zur Blütezeit im April/Mai können wir die Ernte auch um die gelben Blüten ergänzen. Im Herbst können wir die Wurzeln ausgraben und daraus einen Tee zubereiten.

Man kann auch etwas Löwenzahn als Teevorrat pflücken. Dazu trocknen Sie Löwenzahnblätter, -blüten und -wurzeln und mischen sie zu gleichen Teilen. Nehmen Sie davon zwei Teelöffel in eine Tasse und lassen Sie sie 15 Minuten ziehen. Wie schon erwähnt, geht ein Teil der Inhaltsstoffe beim Trocknen verloren, doch der Löwenzahn mit seiner Sonnenkraft kann uns auch als Tee etwas von seiner Energie abgeben.

Die heilsame Schafgarbe

Wahrscheinlich waren es Hirten, die der Schafgarbe ihren Namen gaben, als sie beobachteten, wie kranke Schafe besonders viel davon aßen und danach wieder gesundeten. Die Schafgarbe, auch Garbenkraut, Wundkraut, Jungfernkraut, oder – besonders hübsch – Augenbraue der Venus genannt, gilt ebenfalls seit alters her als eine kraftvolle Heilpflanze. Ihre zähen Stängel werden seit Jahrtausenden für das I-Ging-Orakel verwendet.

Die ausdauernde Schafgarbe findet man wie die Brennessel und den Löwenzahn fast überall, auf Wiesen und an Wald- und Wegrändern. Schon früh im Jahr kann man die filigranen, gefiederten

Blättchen sammeln, die kräftig und sehr aromatisch schmecken. Die ganze Pflanze strömt einen würzigen, warmen Duft aus, vor allem im Hochsommer. Die Schafgarbe blüht in weißen Blüten von Juli an bis zum ersten Frost. Sie kann recht klein bleiben oder bis zu 70 cm hoch werden.

Charakteristische Inhaltsstoffe

In der Schafgarbe stecken viele verschiedene Wirkstoffe, die sie zu einer der vielseitigsten Heilpflanzen machen. Sie enthält ätherisches Öl mit entzündungshemmendem Chamazulen, schleimhautfestigende Gerbstoffe, Bitterstoffe (die mit für den herben Geschmack verantwortlich sind), Akonitsäure, Kalium, Inulin, Nitrate, Asparagin, Essig- und Apfelsäure und vieles andere mehr.

Heilwirkung

Schon die Namen wie Wundkraut oder Jungfernkraut, die man der Schafgarbe gegeben hat, weisen auf ihre unterschiedlichen Anwendungsbereiche hin. Die Bezeichnung „Augenbraue der Venus“ weist blumig umschrieben zu den Fortpflanzungsorganen hin, für die die Göttin Venus nach altem Glauben verantwortlich war. Und tatsächlich ist die Schafgarbe sehr wirksam bei allen sogenannten Frauenkrankheiten wie Menstruationsbeschwerden, Ausfluss, Myomen, Wechseljahresbeschwerden und Eierstockentzündungen. Pfarrer Kneipp hat dazu gesagt: „Viel Unheil bliebe Frauen erspart, würden sie ab und zu einmal nach der Schafgarbe greifen!“

Doch die Schafgarbe hat noch viel umfassendere Heilkräfte. Sie wirkt entkrampfend, entzündungshemmend, antiseptisch, blutbildend und blutstillend.

Sie regt den Stoffwechsel an und ist, so wie viele Wildpflanzen, ein hervorragendes Blutreinigungsmittel. Sie wird bei Verdauungsbeschwerden und zur Anregung der Gallenproduktion genommen. Schon Jahrtausendelang wurde die Schafgarbe zur Blutstillung von Wunden und inneren Blutungen verwandt. Sie stärkt den venösen Blutkreislauf und steigert den Rückfluss zum Herzen und entlastet es so. Dieser Effekt wirkt sich auch positiv bei Krampfadern und Hämorrhoiden aus. Sie stärkt und regt Niere und Blase an. Die Schafgarbe hat generell eine ausgleichende Wirkung und hilft so bei vielen Krankheiten. Nicht umsonst wurde sie früher auch „Heil aller Welt" genannt.

Achtung: Man sollte bei der Schafgarbe eine Überdosierung vermeiden, da sonst eine Umkehrwirkung eintreten kann (z.B. kann sie dann Blutungen auslösen anstatt sie zu stillen). Eine Schafgarbenkur wird nicht länger als vier Wochen am Stück empfohlen. Wenn Sie an zwei bis drei Tagen pro Woche eine mäßige Dosis (bis jeweils 7-8 Blätter) Schafgarbe einnehmen, können Sie sie das ganze Jahr über zu sich nehmen.

Tipps zum Sammeln

Schon ab Anfang März kann man die filigranen Blättchen abzupfen. Von Juli an können Sie auch die weißen Blüten pflücken.

Wildkräuter im eigenen Garten

Wenn Sie einen Garten besitzen, können Sie auch einen kleinen Teil Ihrer Wiese nur zwei Mal im Jahr sensen, anstatt ihn regelmäßig zu mähen, und haben so immer frische grüne Blätter zur Verfügung. Wahrscheinlich werden Sie sowieso schon einige der Kräuter im Garten haben, die gemeinhin als lästiges Unkraut gelten, wie z.B. den Löwenzahn oder den unverwüstlichen Giersch. Ernten Sie regelmäßig, anstatt zu jäten, dann haben Sie immer genügend Nachschub. Sie können auch am Gartenrand Brennesseln aussäen; ein großer Brennesselstrauch versorgt Sie fast das ganze Jahr über mit frischem Grün.

Kräuter aufbewahren

Wenn ich nicht alle Wildkräuter gleich verbrauche, stelle ich sie in ein Wasserglas, so bleiben sie noch ungefähr zwei Tage frisch. Eine andere Möglichkeit ist, sie in ein feuchtes Tuch einzuschlagen und in den Kühlschrank zu legen. Für bis zu drei Tagen bleiben sie dort einigermaßen knackig.

Die Schafgarbe lässt sich auch gut einfrieren. Wenn man das sofort nach dem Pflücken macht – das Kraut sollte ganz trocken sein – dann bleiben die meisten Vitamine und Inhaltsstoffe erhalten. Auch das Trocknen bewahrt die Inhaltsstoffe der Kräuter gut. Das ist eine gute Möglichkeit, sich mit Kräutertee für die Winterzeit zu versorgen.

Kakao

Die Götterspeise Kakao

Es scheint verwunderlich, dass die Kakaobohne hier aufgeführt wird, doch der wunderbare Kakao wird immer noch unterschätzt und steckt voller Überraschungen! Aus ihm wird nicht nur die unglaublich leckere Schokolade gemacht, nach der alle Menschen verrückt sind, Kakao ist auch das stärkste antioxidativ wirkende Lebensmittel, das wir kennen und enthält zahlreiche wertvolle Inhaltsstoffe.

Die Kakaobohne wächst als Samen eines Baumes, der in Mittel- und Südamerika endemisch ist. Der große schwedische Naturforscher Carl von Linné nannte den Kakaobaum „Theobroma cacao", was übersetzt „Götterspeise Kakao" bedeutet. Und wie eine Götterspeise kommt er uns heute noch vor! Der Kakaobaum blüht das ganze Jahr hindurch und bringt immer neue Früchte und Samen hervor. Bei wilden Bäumen wird die harte Schale gerne von Affen, Papageien und anderen Dschungelbewohnern angefressen. Häufig fällt dabei die Kakaobohne auf den Boden, wo sie schnell keimt und bei günstigen Umständen nach drei bis fünf Jahren bereits neue Früchte trägt. Ein Baum bringt im Laufe eines Jahres ca. 50 Früchte hervor. Die Kakaofrucht ist im Inneren mit einem süßen Fruchtfleisch ummantelt und enthält 30 bis 50 Kakaobohnen.

Für die beliebte Schokolade werden die Bäume in großem Maße kultiviert, häufig auch in Mischkultur mit Avocadobäumen, Ölpalmen, Bananenpflanzen und anderen tropischen Bäumen. So wächst er am besten und hier findet man auch den Kakao in Bioqualität. Kakaobäume in Monokulturen werden intensiv gegen

Schädlinge gespritzt und enthalten auch etwas weniger Nährstoffe. Es lohnt sich also, bei Kakao auf Bioqualität zu setzen.

In früheren Zeiten, bei den Maya und Azteken, war der Kakao eine so hoch geschätzte Ware, dass er als Zahlungsmittel verwendet wurde. Im 16. Jahrhundert brachten die spanischen Eroberer die Kakaobohne in ihre Heimat mit und es dauerte nicht lange, da war der Kakao in ganz Europa beliebt. Der uns bekannte Kakao, dem viel Zucker zugesetzt wird, wurde als Getränk erst in Europa eingeführt. Die Einwohner Amerikas tranken ihren Kakao pur, also relativ bitter und ohne Süßungsmittel.
Ein weiterer Entwicklungsschritt hin zu unserer Schokolade, wie wir sie kennen, war die Entwicklung eines Verfahrens, um die Kakaobohne zu entölen. Dabei werden die Kakaobohnen bei ca. 120°C bis 160°C geröstet und gemahlen. Die Hitze verflüssigt das in der Kakaobohne befindliche Fett, die sogenannte Kakaobutter. Die entstandene cremige Kakaomasse besteht nun aus Kakaobutter und der Kakaotrockenmasse. Der stark entölte Kakao mit einem Restanteil an Kakaobutter von 10-12 % eignet sich sehr gut zum Backen und für Süßspeisen. Aufgrund des geringen Fettanteils ist er besser in Wasser löslich. Der schwach entölte Kakao ist durch seinen höheren Fettgehalt von 20-22 % milder und voller im Geschmack als der stark entölte.

Die wundersame Wirkung von Kakao

So beliebt Schokolade auch ist, hat sie doch keinen besonders guten Ruf. Unsere normale Milchschokolade enthält nur wenig Kakao und dafür eine Menge Zucker, der den Blutzucker steigern lässt, den Körper sauer macht und ein richtiger Mineralstoffräuber ist. Zudem werden durch die Erhitzung viele der guten Inhaltsstoffe des Kakao zerstört. Doch zum Glück gibt es viele Alternativen zur herkömmlichen Schokolade, mit denen man Kakao richtig genießen kann. Doch erst einmal zu den erstaunlichen Wirkungen von Kakao, die ihn zu einem Superfood der Extraklasse machen.

Kakao macht gute Laune

Es gibt wohl kaum jemand, der nicht selbst schon in trüben Momenten zu Schokolade gegriffen hat! Schokolade gilt als der Seelentröster schlechthin und hat schon manchem bei schlechter Laune oder Liebeskummer über die schlimmsten Stunden hinweg geholfen. Kakao enthält tatsächlich ein ganzes Arsenal an Stoffen, die uns das Gemüt aufhellen.

Unter anderem enthält Kakao den Stoff Theobromin, der mit dem Koffein verwandt ist und eine leicht anregende und stimmungsaufhellende Wirkung hat. Kakao enthält ca. 1 % Theobromin, das außerdem noch eine antibakterielle und gefäßerweiternde Wirkung im Körper zeigt. Tryptophan, eine essentielle Aminosäure, aus der im Körper zusammen mit anderen Stoffen das Hormon Serotonin hergestellt wird, ist ebenfalls bis zu 1,5 % im Kakao vorhanden. Serotonin ist sehr wichtig für uns und gibt uns das Gefühl der Gelassenheit, der inneren Ruhe und Zufriedenheit. Dabei dämpft es eine ganze Reihe unterschiedlicher Gefühlszustände, insbesondere Angstgefühle, Aggressivität und Kummer. Sehr hilfreich ist es auch beim prämenstruellen Syndrom, unter dem viele Frauen leiden. Auch vom Serotonin selbst ist viel in der Kakaobohne zu finden, was die Wirkung des Tryptophans noch mehr verstärkt.

Ein weiterer Stoff, der bis jetzt ausschließlich in der Kakaobohne gefunden wurde, ist das Anandamid, ein Endorphin, das im Körper vor allem nach sportlicher Betätigung gebildet wird. Der

„Heißhunger“ auf Schokolade scheint demnach mit dem Anandamid zusammen zu hängen, das nachweislich auf Cannabinoidrezeptoren des Gehirns wirkt und dort angenehme Gefühle hervorruft.
Zusammen mit den Phenylethylaminen, die reichlich in der Kakaobohne enthalten sind und die mit dem Empfinden von Glücks- und Lustgefühlen in Verbindung gebracht werden, machen all diese Stoffe die Kakaobohne zu einer wahren Glückskugel!

Kakao enthält reichlich Antioxidantien

Roher Kakao hat einen höheren Gehalt an Antioxidantien wie jedes andere Lebensmittel, das wir kennen! Der antioxidative Wert wird international in ORAC angegeben. Zum Beispiel haben Himbeeren und Pflaumen einen ORAC-Wert von 27 und wilde Heidelbeeren einen Wert von 67 ORAC, was einer der höchsten ist. Kakao hat einen ORAC-Wert von 955! Das ist unübertroffen. Im Kakau enthalten sind unter anderem Flavonoide, Polyphenole und Catechine. Kakao besitzt mehr Flavonoide als Blaubeeren, Goji-Beeren und grüner Tee zusammen. Antioxidantien sind äußerst wichtig für uns. Sie schützen unsere Körperzellen vor Schäden durch die sogenannten freien Radikale. Antioxidantien machen sie unschädlich und verhindern so die Entstehung vieler Krankheiten wie Krebs und beugen vorzeitiger Alterung vor.

Kakao schützt vor Demenz

In einer 2012 durchgeführten Studie der Harvard Medical School hat sich Kakao als wirksam gegen geistigen Abbau erwiesen. In der Studie tranken die Teilnehmer zwei Tassen Kakao am Tag und erhöhten so den Blutfluss im Gehirn. Flavonoide sollen an der Verbesserung beteiligt sein, aber noch ist es nicht völlig klar, welche Stoffe genau für die verbesserte Hirnleistung verantwortlich sind.

In einer weiteren Studie nahmen die 60jährigen Teilnehmer jeden Tag eine halbe Tafel dunkle Schokolade zu sich und konnten ihre Erinnerungsfähigkeit wieder auf das Niveau von 30jährigen senken. Das ist eine ganz erstaunliche Wirkung, die man sich auch noch auf so angenehme Weise zunutze machen kann.

Kakao enthält viele Nährstoffe

Kakao enthält eine große Menge an Magnesium, eines der wichtigsten Mineralien für unseren Körper. Magnesium entspannt die Muskeln, stärkt das Gehirn und wird für zahlreiche Stoffwechselprozesse im Körper benötigt. Da immer weniger Magnesium in unserem Gemüse und Obst enthalten ist, haben die meisten Menschen hier einen deutlichen Mangel.
Kakao ist auch ein guter Eisenlieferant. Eisenmangel ist ebenfalls weit verbreitet. Vor allem wird Eisen für den Sauerstofftransport im Blut benötigt. Ohne genügend Eisen im Körper fühlen wir uns müde und schlapp.
Kakao ist auch reich an Zink, einem sehr wichtigen Spurenelement, das vor allem für die Abwehr von Erregern wichtig ist und in unserem Körper an Tausenden von enzymatischen Reaktionen beteiligt ist.
Des weiteren enthält Kakao auch reichlich Chrom, Mangan und Kupfer. Auch der Gehalt an Vitamin C kann sich sehen lassen, was natürlich nur für Rohkakao gilt.

Kakao schützt die Blutgefäße und stärkt das Herz

Kakao enthält Flavonol, einen Wirkstoff, der vor Arteriosklerose und Diabetes schützt. In einer Studie mit Diabetikern hatten diejenigen, die Kakao tranken, nach schon einem Monat einen besseren Zustand ihrer Gefäße. Die Blutgefäße konnten sich unter Einstrom des Blutes um 30 % mehr weiten. Das senkt das Risiko

für Bluthochdruck und den daraus folgenden Erkrankungen wie Schlaganfälle und Herzinfarkte deutlich.
Eine weitere Studie, bei der es um Flavonol geht, wurde von Wissenschaftlern auf der Jahrestagung der Deutschen Gesellschaft für Kardiologie 2019 in Mannheim vorgestellt. Patienten mit einer Verengung der Herzkranzgefäße wurde zwei Mal täglich Kakao-Drinks mit einem hohen Anteil an Flavonolen gegeben. Hier wurden die Gefäß-Vorläuferzellen untersucht, die wichtig für die Regenerationsfähigkeit geschädigter Gefäßwände ist. Das Fazit ist, dass Kakao zur nachhaltigen Verbesserung der Gefäßschäden und zum besseren Krankheitsverlauf beitragen kann.
Eine weitere Auswirkung von Kakao wurde uns von den Azteken übermittelt: Kakao öffnet das Herz und führt uns zu unserem natürlichen Fühlen zurück. Vielleicht tut es auch deswegen so gut, manchmal in Ruhe da zu sitzen und eine heiße Tasse Schokolade zu trinken.

Kakao hilft beim Abnehmen

Interessanterweise hilft Kakao sogar beim Abnehmen! Auch dafür sind die Flavonole mit verantwortlich.. In einer Studie mit fettreich ernährten Mäusen beugten Flavonole einer Gewichtszunahme vor. Auch die oligemeren Procyanidine, die zu den Antioxidantien gehören, waren hierbei sehr wirksam. Die schon erwähnten Wohlfühlhormone Serotonin und Theobromin, die im Kakao enthalten sind, helfen ebenfalls, sich entspannt und wohl zu fühlen und damit nicht dem Frustessen zum Opfer zu fallen.
Eine Gruppe von Stoffen, die im Kakao mit einem Gehalt von bis zu 2,2 % vorliegt, nennt man Phenylethylamine. Dieser Stoff wird beispielsweise gebildet, wenn wir verliebt sind. Er erhöht das Glücksempfinden und hat eine appetithemmende Wirkung.
Was bei Übergewicht die Schokolade so gefährlich macht, ist die durch den hohen Zuckergehalt ungesunde Milchschokolade, die

zudem nur wenig Kakao enthält. Eine Schokolade mit mindestens 70 % Kakao-Anteil kann aber tatsächlich appetithemmend wirken, macht gute Laune und hilft sogar beim Abnehmen.

Diese Schokolade ist eine Versuchung wert!

Unsere normale Schokolade wird bei über 120°C geröstet, wobei einiges (nicht alles) der wertvollen Inhaltsstoffe verloren gehen. Tatsächlich gilt: je roher die Kakaobohne, desto besser ist sie für uns! Zum Glück ist auch Schokolade erhältlich, bei der die Bohnen nicht oder kaum geröstet und kalt gepresst werden. Durch dieses Verfahren bleiben die lebenden Enzyme und alle Nährstoffe erhalten.
Es lassen sich drei Gruppen von Kakaobohnen unterscheiden, Forastero, Criollo und Trinitario. Die Forastero Kakaobohnen werden in der weltweiten Kakao-Produktion am häufigsten verwendet, ungefähr zu 70 %. Die Criollo Kakaobohne gilt unter den Kakaobohnen als die feinste und beste Bohne. Sie ist am seltensten und wird auch „König des Kakaus" genannt.
Beim Kauf von rohem Kakao sollte man in jedem Fall auf eine hohe Qualität achten, der Kakao sollte möglichst fairtrade gehandelt werden und Bioqualität haben. Inzwischen gibt es in Bioläden und in Internet-Shops eine Vielzahl von Angeboten an rohen Kakaoprodukten.
Da Kakao auch stimulierend wirkt, sollte man zu Beginn nicht zu viel Kakao zu sich nehmen. Für den Anfang genügt die entsprechende Menge von fünf oder sechs Kakaobohnen am Tag. Später kann es ruhig die doppelte Menge sein.

Kakaobohnen: Sie gibt es geschält oder ungeschält. Man kann sie einfach zwischendurch knabbern, gerne auch zusammen mit Nüssen. Der Geschmack ist für uns etwas ungewohnt, da wir Kakao meist nur mit Zucker gewohnt sind, aber so bekommt man den unverfälschten Kakaogeschmack und die volle gesunde Wirkung des Kakao.

Kakaopulver: Das Kakaopulver wird aus geschälten und kalt gepressten Kakaobohnen hergestellt. Das Pulver kann man auf vielerlei Weise verwenden: für Desserts wie Schokopudding oder Mousse au chocolat, für Pralinen oder Kuchen, als Zutat für Smoothies, für selbst gemachte Schokolade und natürlich für das köstliche Seelengetränk: eine heiße Schokolade.

Ich selbst mache mir gerne aus Getreidekaffee und Kakaopulver eine Mischung und füge noch einen Teelöffel Birkenzucker (Xylit) hinzu. Dazu noch heißes Wasser und etwas Hafer- oder Mandelmilch, und fertig ist mein allmorgendlicher Kaffee/Kakao!

Kakaonibs: Kakaonibs sind zerkleinerte Kakaobohnen. Mit ihrer aromatischen Note verfeinern die kleinen Kakaostückchen verschiedenste Gerichte. Man kann sie auch gut ins Müsli mischen.

Kakaobutter: Durch die Kaltpressung der rohen Kakaobohne entsteht die Kakaobutter. Auf diese Weise wird das Kakaopulver von dem Kakaofett getrennt. Das Kakaofett, das Kakaobutter genannt wird, enthält sehr gesunde Öle und eignet sich hervorragend zur Herstellung von Pralinen sowie als Zutat für Hautcremes.

Schokolade: Zum Glück gibt es jetzt nicht mehr nur die gängige sehr fette Vollmilchschokolade, sondern auch viele Alternativen mit einem hohen Kakaoanteil und zum Teil auch anderen Süßungsmitteln wie Xylit oder Kokosblütenzucker. Natürlich gibt es auch sehr leckere Variationen mit Früchten, Nüssen und anderen Zutaten. Die Schokolade sollte für eine gesunde Wirkung mindestens 70 % Kakaoanteil haben. Davon kann man ohne Probleme täglich naschen.

Fermentiertes

Auch wenn fermentierte Lebensmittel jetzt gerade wieder voll im Trend ist, fermentiertes Gemüse, Milchprodukte oder Getränke waren schon vor vielen Jahrhunderten in zahlreichen Kulturen bekannt und beliebt. Gerade für die vitaminarme Winterzeit sorgte eingelegtes Gemüse wie Sauerkraut oder Gurken für eine ausreichende Versorgung mit Vitaminen, Mineralien, Spurenelementen und Enzymen. Noch dazu liefert Fermentiertes wertvolle Bakterienkulturen, die unser Immunsystem anregen und für eine gesunde Darmflora sorgen.

Weit mehr unserer Nahrungsmittel werden fermentiert, als wir normalerweise im Blick haben. Schwarzer Tee besteht aus fermentierten Blättern, Sauerteig ist fermentiertes Mehl und unser Joghurt entsteht ebenfalls aus einer Milchsäuregärung. Auch Bier und Wein werden so haltbar gemacht. Zahlreiche Lebensmittel entstehen erst durch Fermentation oder werden dadurch veredelt. Im Gegensatz zu früher geht es heute dabei nicht mehr in erster Linie um das Haltbarmachen von Lebensmitteln, sondern darum, den Geschmack und die Textur zu verändern. Dabei spielen Bakterien und Pilze die zentrale Rolle, denn ohne sie kann die Fermentation nicht stattfinden. Sie wandeln während des Herstellungsprozesses Stoffe des Lebensmittels um. Abbauprodukte bei der Fermentation sind Milchsäure, Essigsäure und Alkohol, vor allem die Milchsäurebakterien, die sich vermehren, spielen bei fermentiertem Gemüse eine wichtige Rolle. Die Säure, die gebildet wird, hemmt die Fäulnisbakterien und macht so das Lebensmittel länger haltbar.

Hier möchte ich vor allem das Augenmerk auf fermentiertes Gemüse und fermentierte Getränke richten, die man daheim leicht selbst herstellen kann.

Sauerkraut und Kimchi

Rohes fermentiertes Gemüse ist eine lebendige Nahrung, die zahlreiche Vitamine, Spurenelemente, Enzyme und Bakterienkulturen enthält. Enthalten sind auch viele unterschiedliche sekundäre Pflanzenstoffe, die antioxidativ, immunstimulierend und gerinnungshemmend wirken. Für ein gesundes Darmklima sind vor allem die Milchsäurebakterien verantwortlich. Die nützlichen Mikroorganismen im fermentierten Gemüse helfen bei Magengeschwüren, Reizdarm, Colitis Ulcerosa, Koliken, Lebensmittelallergien und bei Pilzbefall im Darm. Da das Immunsystem wirksam stimuliert wird, helfen die Probiotika, wie die Bakterien auch genannt werden, auch bei anderen Erkrankungen, die nicht direkt den Darm betreffen.

Die nützlichen Bakterien haben weitere Vorteile: wenn schädliche Mikroorganismen im Darm überhandnehmen entwickelt man häufig einen unkontrollierten Heißhunger nach Kohlenhydraten, nach Süßem oder nach Teigwaren. Mit fermentiertem Gemüse lassen diese Gelüste nach, da die dafür verantwortlichen Bakterien, die sich von schnellem Zucker ernähren, gut in Schach gehalten werden.

Das beliebte Sauerkraut

Sauerkraut, fermentierter Weißkohl, ist meist das einzige fermentierte Gemüse, dass in unseren Läden angeboten wird. Jedoch hat Sauerkraut in Dosen oder Gläsern nichts mehr mit gesundem Gemüse voller Enzyme und Bakterien zu tun. Durch das Erhitzen werden die Bakterienkulturen und die Enzyme zerstört und das Gemüse enthält kaum mehr gesunde Eigenschaften.

Frisches rohes Sauerkraut hingegen gibt es häufig in Bioläden wie Demeterläden oder in Feinkostgeschäften, manchmal sogar in Supermärkten an der Käsetheke. Es ist sehr günstig und bis zu

einer Woche im Kühlschrank haltbar. Jeden Tag zwei drei Esslöffel Sauerkraut zu einer Mahlzeit zu essen ist äußerst gesund. Die Senfölglykoside im Kohl werden bei der Fermentation vollständig abgebaut, aber neben den Milchsäurebakterien und Enzymen entstehen neue Stoffe wie Ascorbigen, das die Entgiftung fördert, antikarzinogene Eigenschaften besitzt und ein äußerst starkes Antioxidans ist.
Wenn Sie kein frisches Sauerkraut zum Kaufen finden, können Sie es auch einfach selbst herstellen, wie ich es am Ende dieses Kapitels beschreibe. Dann haben Sie auch mit weiteren Gemüsesorten mehr Variationsmöglichkeiten.

Kimchi

Der leckere Kimchi hat in Asien, vor allem in Korea, einen weit höheren Stellenwert als unser Sauerkraut bei uns. Häufig treffen sich Frauen, um zusammen Kimchi zu machen und jede Familie hat jederzeit mehrere Sorten zu Hause. Für den Winter werden im Herbst große Mengen an dem fermentierten Gemüse hergestellt, die dann in großen Tontöpfen auf den Balkonen oder in speziellen Kühlschränken gelagert werden.
Traditionell wird Kimchi vor allem aus Chinakohl und Rettich hergestellt. Häufig werden auch kleinere Anteile von anderen Gemüsesorten, Meeresfrüchte, Ingwer und reichlich Knoblauch genutzt. Diese ganze Mischung wird mit viel Chili, Paprikapulver und weiteren Gewürzen vermischt. Kimchi wird zu jeder Mahlzeit gemeinsam mit Reis und weiteren Beilagen gegessen.
Hierzulande gibt es manchmal bei Street Food Festivals frisches Kimchi zum Probieren. In Feinkostläden oder Asia-Shops gibt es Kimchi leider nur pasteurisiert, also erhitzt, was die wertvollen Inhaltsstoffe wertlos macht. Die Lösung ist hier: selber machen! Im Internet gibt es viele Kimchi-Rezepte von einfach bis raffiniert.

Kombucha und Wasserkefir

Wenn Sie Kombucha (sprich: Kombudscha) oder Wasserkefir einmal probiert haben, werden diese perligen süß-sauren Getränke wahrscheinlich schnell zu Ihren Lieblingsdrinks avancieren. Noch dazu sind Kombucha und Wasserkefir voller gesunder Stoffe für uns.

Die probiotischen Bakterien fördern wie beim fermentierten Gemüse eine gesunde Darmflora, wirken entzündungshemmend und regen das Immunsystem an. Die Essigsäure, die während der Fermentation gebildet wird, wirkt stark antibakteriell. Diese Wirkung ist so stark, dass sie mit einigen Antibiotika mithalten kann, beim Kombucha noch mehr als beim Wasserkefir. Enthaltene sekundäre Pflanzenstoffe wirken antioxidativ, was die Zellen gesund hält. So wird das Risiko für Erkrankungen wirksam gesenkt. Kombucha und Wasserkefir regen den Kohlehydratstoffwechsel an und senken so den Blutzuckerspiegel. Auch der Cholesterinspiegel wird mit regelmäßigem dem Trinken von Kombucha niedriger. Kombucha und Wasserkefir haben so zahlreiche gesundheitsfördernde Wirkungen.

Kombucha: das Lebenselixier aus dem Osten

Kombucha stammt aus Ostasien und verbreitete sich vor dem zweiten Weltkrieg über Russland nach Deutschland. Während des Krieges geriet er allerdings wieder in Vergessenheit, da man Zucker für das „Füttern“ des Kombucha-Pilzes brauchte, und das war in der Nachkriegszeit knapp. In Osteuropa hatte Kombucha seine Beliebtheit nie verloren. Nun ist der Kombucha auch bei uns wieder bekannt geworden; seit einigen Jahren bieten sogar Bioläden und Cafés fertigen Kombucha an. Doch Kaufen muss nicht sein, er lässt sich sehr einfach selbst herstellen, und wahrscheinlich werden Sie von dem Ergebnis begeistert sein.

Eigentlich ist Kombucha kein richtiger Pilz, sondern ein Mix aus Hefe und Bakterien. Dieser Mix bildet eine helle zusammenhängende Masse, die auf der Flüssigkeit aufliegt. Wenn man ihn mit Wasser und Zucker zusammenbringt, beginnt der Fermentationsprozess und die Mikroorganismen wandeln den Zucker zu anderen für uns sehr erwünschten Stoffen um. Das Ergebnis ist einem sprudelnden Apfel-Cidre recht ähnlich, und je nachdem, ob man Schwarztee, Grüntee oder Früchtetee hinzugegeben hat, bekommt der Kombucha seine eigene Note.

Das Kombucha-Rezept

Bevor Sie anfangen, müssen Sie sich erst einmal den Teepilz besorgen. Im Internet finden Sie viele Anbieter. Achten Sie auf einen kontrolliert biologischen Anbau. Sie brauchen für drei Liter Kombucha:

- den Teepilz, der in der Starterflüssigkeit schwimmt (so wird er geliefert)
- ca. 200 ml Starterflüssigkeit
- fünf bis sechs Teelöffel grünen oder schwarzen Tee
- neun bis zehn Esslöffel Zucker

Bringen Sie ein Liter Leitungswasser mit dem gesamten Tee zum kochen, lassen die Teeblätter dann 10 Minuten ziehen und seihen mit einem Sieb dann die Teeblätter ab. Geben Sie den gesamten Zucker in den Tee und rühren um, bis er sich vollständig aufgelöst hat. Dann geben Sie den heißen Tee zu den restlichen 1,8 l Wasser in einen großen Topf oder Schüssel. So wird der Tee schnell kühler, sonst würde der Kombucha-Pilz durch die Hitze Schaden nehmen.

Nun wird der Pilz und die Starterflüssigkeit in den Topf hinein gegeben. Der Pilz wird meist an der Oberfläche schwimmen, aber auch manchmal nach unten absinken, das ist alles in Ordnung. Legen Sie ein Geschirrtuch über den Topf, so dass keine Mücken oder Verschmutzungen hinein kommen. Der Topf sollte an einem nicht zu kühlen und nicht zu stickigem Ort ohne Sonneneinstrahlung stehen. Die beste Temperatur beträgt über 19 Grad. Nach fünf Tagen hat der Teepilz fast den ganzen Zucker verwandelt und Sie können prüfen, ob er Ihnen schmeckt und genügend Säure entstanden ist. Je länger der Fermentierungsprozess geht, um so saurer wird der Kombucha. Nach fünf bis sieben Tagen kann man den Teepilz aus dem Topf nehmen und unter klarem Wasser abwaschen. Er kann dann gleich wieder neu angesetzt werden. Der Tee und der Zucker hat sich in ein erfrischendes und gesundes Getränk verwandelt und Sie können den Kombucha in Flaschen abfüllen und für mehrere Tage im Kühlschrank aufbewahren. Beachten Sie allerdings, dass zusätzlich zu den gesunden Stoffen noch ein Rest Zucker im Kombucha enthalten bleibt.

Wasserkefir – die gesunde Limonade

Der Wasserkefir gilt bei den probiotischen Getränken als der kleine Bruder des Kombucha. Im Gegensatz zu ihm bildet Wasserkefir keine Pilzscheibe aus, sondern besteht aus vielen einzelnen Kefirkristallen. Der fertige Wasserkefir erinnert an eine leicht saure natürliche Limonade, so lecker und spritzig ist das fertige Getränk.

Zu Beginn müssen Sie sich erst einmal einen Wasserkefir besorgen. Im Internet findet man wie für den Kombucha Anbieter oder vielleicht kennen Sie auch jemanden, der Ihnen etwas von seinem Wasserkefir abgibt. Angesetzt wird der Wasserkefir mit Zucker, Zitronenscheiben und wenigen Rosinen oder Feigenstückchen, und schon beginnt der Kefir mit dem Fermentieren. Wie beim Kombucha werden hier mit Hilfe von Hefen und Bakterien gesunde Enzyme und andere Stoffe hergestellt. Nach zwei Tagen ist der Wasserkefir fertig und kann durch ein Sieb abgeseiht werden. Die Kefirkristalle können nun neu angesetzt werden. Der fertige Wasserkefir ist leicht getrübt, sprudelt wie Sekt und schmeckt vor allem im Sommer unglaublich erfrischend.

Miso und Natto

Die köstliche Miso-Suppe

Bei Miso handelt es sich um eine dunkle Paste, die hauptsächlich aus Sojabohnen hergestellt wird und durch Fermentation ihren speziellen Geschmack erhält. Dabei wird die Bohnenpaste traditionell mindestens ein Jahr lang gelagert, so dass die Milchsäurebakterien ihre Arbeit tun können; heute wird der Prozess allerdings häufig etwas beschleunigt.

Miso schmeckt sehr salzig, würzig und umami, ein sehr würzig-fleischiger Geschmack, der ein bisschen der Sojasauce ähnelt, die übrigens auch fermentiert wird. Vor allem dient Miso in Asien und vor allem in Japan und Korea als Hauptbestandteil der köstlichen Miso-Suppe, die dort zu allen Mahlzeiten gereicht wird. Durch die pflanzlichen Proteine, Milchsäurebakterien, Mikronährstoffe, Enzyme und zahlreiche andere Stoffe ist Miso äußerst gesund für uns.

Miso ist in allen Asia-Läden und im Bioladen und Reformhaus zu finden. Achten Sie beim Kauf darauf, dass keine genbehandelten Bohnen für die Herstellung verwendet wurden.

Für die Zubereitung einer Miso-Suppe geben Sie ein bis zwei Teelöffel Miso in eine Schale heißes Wasser und rühren um, so dass die Paste sich auflöst. Nicht aufkochen lassen, das würde die wertvollen Enzyme und Bakterien zerstören. Die Brühe wird dann mit Frühlingszwiebeln, Tofu, Nudeln oder Gemüsestreifen

verfeinert. Nach wenigen Minuten Ziehen lassen ist die Suppe bereit! Es gibt keine bessere kalorienarme gesunde Suppe, die die Lust auf Herzhaftes so gut befriedigt wie die Miso-Suppe. Sie ist das Richtige für morgens, mittags, abends und zwischendurch!
Mit Miso kann man außerdem alle Gerichte – wie etwa Fleischgerichte oder Gemüseeintöpfe – aufpeppen, die herzhaft schmecken sollen.

Natto: etwas für Kenner

Natto ist ein traditionelles Lebensmittel aus Japan, das aus Sojabohnen hergestellt wird. Für die Herstellung von Natto werden die Bohnen gekocht und durch Zugabe von Kulturen eines bestimmten Bakteriums fermentiert. Dadurch bildet sich ein Fäden ziehender Schleim um die Bohnen und es entsteht ein starker Geruch. Das ist auch der Grund, warum Natto den Ruf inne hat, nur etwas für Liebhaber zu sein. Der Geschmack wird häufig zwischen Käse und alten Socken angesiedelt, was ja erst mal nicht attraktiv klingt. Am besten probiert man Natto einfach mal zu einer asiatischen Mahlzeit. Japaner essen es vor allem mit Fisch und Reis zusammen zum Frühstück.
Wie schon im Kapitel „Weizenkeime“ erwähnt, enthält Natto viel Spermidin, was die Autophagie in den Zellen anspringen lässt. Das macht es schon mal zu einem äußerst gesunden Lebensmittel. Außerdem enthält Natto eine Fülle an Vitaminen, Mineralien und Enzymen, vor allem die Nattokinase, die das Vitamin K herstellt, das in unserer normalen Ernährung meist zu kurz kommt. Zudem ist Natto voller probiotischer Bakterien, die hervorragend für unser Immunsystem und unsere Darmgesundheit ist.

Stellen Sie Ihr eigenes fermentiertes Gemüse her

Schneiden oder hobeln Sie das Gemüse – Weißkohl, Chinakohl, Rettich, rote Beete, Zwiebeln, Karotten und andere Sorten – und geben dann etwas Meersalz dazu. Rühren Sie die Mischung mehrere Minuten um, bis sich eine Lake bildet, das Gemüse also Saft abgibt. Nun können Sie noch Gewürze wie Chili, Wachholderbeeren, Knoblauch oder auch einen kleinen Obstanteil wie kleingeschnittene Birne hinzufügen. Milchsäurebakterien sind natürlicherweise auf jedem Gemüse vorhanden, man muss es also nicht extra mit ihnen impfen.

Schichten Sie das Gemüse in einen Topf oder eine Auflaufform und bedecken Sie es mit einem anderen Gefäß, so dass es direkt auf dem Gemüse aufliegt. Nun kommt ein schwereres Gewicht darauf, beispielsweise ein mit Wasser gefüllter kleinerer Topf, welcher das Gemüse nach unten drückt und die Lake aufsteigen lässt, so dass sie das Gemüse möglichst bedeckt. Über die Gefäße legen Sie ein Tuch, um Staub und Fliegen fern zu halten.

Das Gemüse bleibt nun drei bis sechs Tage an einem warmen, aber nicht zu warmen Ort stehen. Die Temperatur sollte zwischen 15 und 25 Grad betragen. Während dieser Zeit vermehren sich die nützlichen Bakterien und wandeln den im Gemüse enthaltenen Zucker und die Stärke in Milchsäure um. Wertvolle Enzyme und Vitamine entstehen. Das Gemüse kann nicht verderben, da es unter der anaeroben Lake sicher vor Fäulnisbakterien ist. Wenn der gewünschte Grad an Fermentation erreicht ist, füllen Sie das Gemüse in Einmachgläser ab und bewahren es im Kühlschrank auf. Das Gemüse ist bis zu einem halben Jahr haltbar, manchmal auch länger.

Ein bis drei Esslöffel fermentiertes Gemüse zu den sonstigen Gemüse-, Fleisch- oder Reisgerichten zu essen gibt dem Essen häufig den besonderen Kick, schmeckt sehr lecker und ist äußerst gesund.

Heilpilze

Heilpilze werden auch Vitalpilze genannt und haben in vielen Kulturen eine lange Tradition. Die Pilzheilkunde (Mykologie) ist eines der ältesten Naturheilverfahren der Welt. Ursprünglich wurden Heilpilze wie Reishi oder Shiitake vor allem in der Traditionellen Chinesischen Medizin für die Behandlung einer Vielzahl von Krankheiten eingesetzt. Heute sind Heilpilze ausgiebig in Studien erforscht worden und ihre Wirkung ist wissenschaftlich anerkannt.

Für die therapeutische Anwendung wird dabei vor allem das Pilzpulver vom ganzen getrockneten Pilz verwendet, das tausende unterschiedliche Inhaltsstoffe enthält, die sich gegenseitig in ihrer Wirkung unterstützen. Dazu gehören Vitamine, Mineralien, essentielle Aminosäuren, Glykoproteine, Triterpene, Adenosine, Enzyme und viele andere Stoffe. Zudem wird häufig auch ein Extrakt aus dem ganzen Pilz verwendet. Vitalpilze wirken generell vitalisierend und ausgleichend und regen wirksam die Selbstheilungskräfte an. Dazu hat jeder Pilz noch seine ganz eigene spezifische Wirkung, von der wir profitieren können.

Die Heilpilze Shiitake und Reishi, die ich hier bespreche, gehören zu den wirksamsten Heilpilzen, doch es gibt noch einige mehr. Der Cordyceps beispielsweise, bei dem der Pilz eine Raupe befällt und sie ganz durchdringt, gehört ebenfalls zu den bekannten Heilpilzen. Er ist besonders wirksam für Potenz und Libido und allgemein für Kraft und Ausdauer. Außerdem fördert er ein gesundes Immunsystem und hilft wirksam bei Lungenerkrankungen. Der Maitake-Pilz, der in Asien als Delikatesse gilt, senkt die Cholesterinwerte und hilft beim Abnehmen, indem er der Einlagerung von Fett in die Zellen entgegenwirkt. Auch er regt das Im-

munsystem beträchtlich an, weswegen er gerne als Zusatztherapie bei Krebserkrankungen eingesetzt wird.
Übrigens: Auch wenn er nicht zu den wirksamsten Heilpilzen gehört, kann der bei uns beliebte Champignon ebenfalls mit einer interessanten Wirkung punkten. Er enthält die Tyrosinase, ein Stoff, der eine blutdrucksenkende Wirkung besitzt. Zudem regt der Champignon bei jungen Müttern die Milchproduktion an.

Shiitake

Der vielseitig einsetzbare Shiitake, der auch der „König der Heilpilze“ genannt wird, war einer der ersten, den man bei uns als Heilpilz nutzte. Sein Name „Shiitake“ leitet sich von den beiden japanischen Wörtern „Take“, was Pilz heißt, und „Shija“, was „der am Pasania-Baum wächst“ bedeutet. In der Natur wächst Shiitake besonders gerne am Stamm der Pasania, der asiatischen Scheinkastanie, er wird heute jedoch auch auf anderen Bäumen gezüchtet. Seit 2000 Jahren wird Shiitake, der ein besonders breites Wirkungsspektrum besitzt, schon als Medizin geschätzt und bei vielen verschiedenen Beschwerden eingesetzt. In Japan und China ist er fester Bestandteil der Hausapotheke. Bei uns ist er erst in den letzten Jahrzehnten bekannt geworden. Zusammen mit dem Kulturchampignon und dem Austernpilz ist er der weltweit verbreitetste Speisepilz.

Der Shiitake-Pilz enthält alle essentiellen Aminosäuren, die wir für den Aufbau des Körpers benötigen. Er enthält Kupfer, Eisen, Zink und Phosphor und viele B-Vitamine. Abgesehen von Mineralien und Vitaminen verfügt Shiitake über besonders viele pharmakologisch wirksame Stoffe, die unseren Stoffwechsel heilend beeinflussen können. Vor allem Lentinan, das aktivierend auf

das Immunsystem und hemmend auf das Wachstum von Tumoren einwirkt, ist in Forscherkreisen auf viel Interesse gestoßen. Weitere Polysaccharide wirken ebenfalls immunstimulierend und aktivieren die Glutathion-Peroxidase und andere körpereigene antioxidative Enzyme, die für den Schutz vor Zellschäden und Entzündungen wichtig sind.
Ein weiterer wichtiger Stoff ist das Eritadenin, das aus der Purinbase Adenin entsteht. Eritadenin wirkt antithrombotisch, d.h. es wirkt gegen die Verklumpung der Thrombozyten an und hält so das Blut flüssig. Eritadenin beeinflusst auch den Phospholipidstoffwechsel in der Leber und hilft so, die Blutfette zu reduzieren.

Shiitake gibt dem Immunsystem einen Schub

Es gibt kaum gesundheitliche Probleme, die mit Shiitake nicht positiv beeinflusst werden können. Da Shiitake das Immunsystem wirksam stimuliert, wird es gerne bei allen Krankheiten eingenommen, die mit einer Schwächung des Immunsystems einhergehen, wie bei grippalen Infekten oder Candida. Da so das körpereigene Abwehrsystem angeregt wird, hilft Shiitake auf diese Weise, Parasiten, Viren, Bakterien und Pilze zu bekämpfen. Bei Allergien wirkt Shiitake immunregulierend.
Verantwortlich ist hier der schon genannte Stoff Lentinan, der laut asiatischen und amerikanischen Wissenschaftlern zu den stärksten Aktivatoren des Immunsystems gehört, die je gefunden wurden. Auch bei ernsteren Erkrankungen wie Krebs oder Aids hilft Shiitake, das Immunsystem zu stimulieren. Die Krebszellen können so besser aufgespürt und zerstört werden. Lentinan ist in Japan schon lange als Medikament für die Krebsbehandlung zugelassen und steht dort an Platz acht der verwendeten Krebs-Medikamente. In Studien hat sich auch gezeigt, dass der Presssaft aus dem Pilz sich hemmend auf das unkontrollierte Wachstum von Tumorzelllinien gezeigt hat.

Shiitake schützt die Leber und gibt Kraft

Die Einnahme von Shiitake schützt die Leberzellen wirksam und fördert eine bessere Leberfunktion. In einer Studie mit Mäusen zeigte sich, dass die Zerstörung der Leber durch ein Lebergift durch das Injizieren von Shiitake-Extrakten in die Bauchhöhle unterdrückt werden konnte. Dies wird unter anderem auf die Polyphenole im Shiitake-Pilz zurück geführt.
Bei allen Hepatitisformen hat sich Shiitake als sehr wirksam erwiesen.
Insgesamt hilft Shiitake, den Körper zu stärken und wieder Kraft aufzubauen. Deswegen ist er auch bei Erschöpfungszuständen, Burn-Out und zur Regeneration in kräftezehrenden Zeiten sehr empfehlenswert.

Shiitake bei Gelenkerkrankungen

Auch bei Gelenkerkrankungen wie Arthritis, Gicht und Rheuma hat sich die Einnahme von Shiitake bewährt. Die Schmerzen und Entzündungen werden gelindert und die Bewegungseinschränkungen werden geringer.

Shiitake senkt den Cholesterinwert und hilft bei Durchblutungsstörungen

Shiitake ist ebenfalls fähig, die Blutfette zu reduzieren, besonders das Serumcholesterin. Dabei kommt es zu einer beschleunigten Cholesterin-Ausscheidung. Zudem erfolgt ein schnellerer Abtransport des Cholesterins aus den Gefäßen und der Leber. Da Shiitake antientzündlich und cholesterinregulierend wirkt wird das Risiko vermindert, dass sich Schaumzellen – kleine gelbe Fettschichten – an den Arterienwänden ablagern. Das reduziert das Risiko für Arteriosklerose beträchtlich. Der Blutdruck wird dadurch positiv beeinflusst. Auch das im Shiitake vorkommende Enzym Tyrosinase hat eine blutdrucksenkende Wirkung.

Shiitake hilft hervorragend bei Durchblutungsstörungen und wird unter anderem auch bei der Behandlung von Migräne oder Tinnitus eingesetzt. In der chinesischen Medizin wird es bei allen genannten Beschwerden verwendet, auch bei Krebserkrankungen, im Westen vor allem zur Behandlung von Arteriosklerose und Durchblutungsstörungen.

Was ist bei der Einnahme von Shiitake zu beachten?

Hin und wieder ist auch frischer Shiitake auf Märkten oder in Feinkostläden zu finden. Man kann ihn ganz normal wie andere Pilze auch zubereiten. Wenn man allerdings eine therapeutische Anwendung mit Shiitake möchte, ist es besser, auf das Pulver oder den Extrakt aus dem Pilz zurückzugreifen.
Die Pilze sollten unbedingt aus biozertifiziertem Anbau stammen, so dass keinerlei Schadstoffe enthalten sind. Sie sollten erntefrisch und schonend bis maximal 35 Grad getrocknet werden, so dass auch die hitzeempfindlichen Enzyme und Proteine bewahrt werden.
Shiitakepulver wird meist in Kapselform angeboten. Dabei kann man das reine Pilzpulver vom Extrakt – der meist als LEM (lentinula edodes myzel) angeboten wird – unterscheiden. Der Extrakt enthält die wichtigsten Wirkstoffe von Shiitake, nur ungefähr 20fach konzentriert. In fast allen wissenschaftlichen Studien bekamen die Probanden Pilzextrakt und nicht das Pulver. Das nicht weiter verarbeitete Pilzpulver enthält dagegen alle bioaktiven Vitalstoffe aus dem Pilz. Ob Pulver oder Extrakt, beides ist äußerst wirkungsvoll. Empfohlen wird gerne, den Extrakt zusammen mit dem Pulver einzunehmen, vor allem bei ernsten Erkrankungen.
Je nachdem, ob Shiitake vorbeugend oder zur Behandlung von Erkrankungen genommen werden soll, wird die Dosis von fünf bis 15 Gramm getrocknete Pilze oder Pilzpulver am Tag empfoh-

len. Zu Beginn der Einnahme nimmt man zwei bis drei Gramm täglich und steigert sich dann im Laufe von fünf bis zehn Tagen auf die Tagesdosis von fünf bis sechs Gramm. Bei ernsten Erkrankungen kann die Dosis dann bis auf 15 Gramm angehoben werden, jedoch ist es empfehlenswert, sich hierbei von einem kundigen Heilpraktiker oder Arzt beraten zu lassen.
Beim Pilzextrakt beträgt die anfängliche Dosis ein Gramm; die Dosis kann nach mehreren Tagen bis auf drei Gramm gesteigert werden.
Bei ernsten Beschwerden empfehlen viele Experten, die unterschiedlichen Heilpilze gemeinsam einzunehmen, um Synergieeffekte zu nutzen. Vor allem wird das für Shiitake zusammen mit dem Reishi-Pilz und dem Cordyceps empfohlen.

Reishi

Im Gegensatz zu Shiitake ist der Reishi-Pilz – auf deutsch „Glänzender Lackporling" genannt – kein Speisepilz, sondern wird ausschließlich zu gesundheitlichen Zwecken eingenommen. Reishi, der gerne auch der „Pilz des ewigen Lebens" genannt wird, wird ebenfalls schon seit tausenden von Jahren in Japan und China hoch geschätzt. Wie der Shiitake auch wird er bei vielerlei Beschwerden und Krankheiten eingesetzt und ist bekannt für seine außergewöhnliche Heilkraft. Er ist fester Bestandteil der Traditionellen Chinesischen Medizin und wird bei unterschiedlichen Leiden wie Leberproblemen, schwachem Immunsystem, Lungenkrankheiten und Entzündungen eingesetzt.

Reishi für ein starkes Immunsystems

Reishi enthält hunderte von wirksamen Stoffen, die gemeinsam ihre Wirkung entfalten. Studien zufolge sind aber vor allem zwei

Gruppen von Stoffen für seine Heilkraft verantwortlich. Zum einen die zu den sekundären Pflanzenstoffen zugehörigen Triterpene, von denen mehr als 140 verschiedene Untergruppen im Reishi gefunden wurde. Triterpene wirken stark antientzündlich und antibakteriell. Zum zweiten enthält der Reishi mehr als 100 verschiedene Polysaccharide, die virenfeindlich wirken und dem Immunsystem so einen Schub geben, dass es sogar bei HIV sehr interessante Ergebnisse in Studien gibt. Reishi hat so die Fähigkeit, das Immunsystem zu stärken und zu aktivieren. Bei überschießenden Immunreaktionen wie bei Allergien reguliert es das Immunsystem und dämpft es.

Reishi wirkt gegen Entzündungen

Durch seinen hohen Gehalt an Triterpenen wirkt der Reishi-Pilz wirksam gegen Entzündungen, kein Wunder, schützen sie ja selbst den Pilz vor Befall von Mikroorganismen. Die Triterpene wirken ähnlich wie Kortison und haben die Fähigkeit, die Histaminausschüttung zu hemmen. So werden Schwellungen, Rötungen und Schmerzen reduziert. Reishi wirkt hervorragend bei allen entzündlichen Veränderungen der Lunge, ob bei Bronchitis, Asthma oder bei grippalen Infekten. Auch bei Gelenkentzündungen wie Arthritis hilft Reishi ohne Nebenwirkungen.

Reishi als Mittel gegen Krebs

Zahlreiche Studien haben gezeigt, dass Reishi Krebszellen am Wachstum hindert. Vor allem geschieht dies durch Anregung des Immunsystems durch die schon erwähnten Polysaccharide und Triterpene und weiteren krebshemmenden Substanzen im Pilz. Ihm wird eine starke vorbeugende Wirkung bei Krebs zugesprochen. Zudem wird Reishi in Japan schon seit vielen Jahren begleitend zur Krebstherapie eingesetzt. Es gibt auch mehrere spektakuläre Heilerfolge bei Einnahme von Reishi mit Vitamin C, bei

der Tumoren völlig verschwanden. Das scheint eine besonders wirksame Kombination zu sein, die weiter erforscht wird.
Reishi lindert auch die Nebenwirkungen von Chemo- und Strahlentherapien, da er stärkend, appetitfördernd und schmerzlindernd wirkt. Auch die beruhigende und schlaffördernde Wirkung hilft in diesem Fall.

Reishi bei Herz-Kreislauf-Erkrankungen

Hier gibt es viele Erfahrungswerte und Studien, die den positiven Effekt des Heilpilzes zeigen. Beispielsweise in einer klinischen Studie in Tokyo wurde der Bluthochdruck von 53 Patienten für sechs Monate ausschließlich mit Reishi-Extrakt behandelt. Bei fast der Hälfte der Patienten sank der Blutdruck nachhaltig.
Reishi wirkt blutdrucksenkend und steigert gleichzeitig die Durchblutung. Er fördert die Sauerstoffsättigung im Gewebe. Zudem senkt Reishi den Cholesterinspiegel. Alle diese Faktoren schützen vor Herz-Kreislauf-Erkrankungen.

Reishi schützt die Leber

Reishi gilt als eines der besten Mittel für die Leber. Er regeneriert die Leber und gibt so dem ganzen Organismus Kraft. Durch die Aktivierung der Leber wirkt Reishi auch entgiftend. Durch den besser funktionierenden Leberstoffwechsel werden die Blutfettwerte gesenkt. Wie der Shiitake auch ist er hilfreich bei chronischer Hepatitis.

Wo Reishi sich noch als hilfreich erwiesen hat

Reishi wirkt allgemein aufbauend und stärkend und wird allen Menschen empfohlen, die müde und erschöpft sind und neue Kraft tanken möchten. Bei Burn-Out oder zur Rekonvaleszenz ist er eine hervorragende Wahl.

Gleichzeitig wirkt Reishi in geringen Dosen, wie man ihn beim Reishi-Tee einnimmt, auch beruhigend und schlaffördernd. Er bringt das zentrale Nervensystem zur Ruhe.
Da Reishi die Sauerstoffsättigung im Blut erhöht, wirkt er auch gegen die Symptome der Höhenkrankheit wie Schwindel, Kopfschmerzen und Übelkeit.
Bei Altersflecken hilft Reishi im Laufe von mehreren Wochen oder Monaten. Die Flecken werden blasser und verschwinden dann völlig.

Was ist bei der Einnahme von Reishi zu beachten?

Achten Sie beim Reishi wie bei allen Heilpilzen auch auf biozertifiziertem Anbau und schonende Trocknung bei niedrigen Temperaturen.
Die gängigste Anwendungsform ist hier ebenfalls die Einnahme von getrocknetem Pilzpulver in Kapseln. Das ist auch am einfachsten zu dosieren. Zur Vorbeugung vor Krankheiten werden täglich anderthalb Gramm bis fünf Gramm Reishi-Pulver empfohlen. Zur Behandlung von Krankheiten werden in der Regel fünf bis zehn Gramm eingenommen, je nach Beschwerde. Bei schweren Krankheiten wie Krebs auch mehr. Beginnen Sie auch hier wieder mit einer geringeren Dosis und steigern diese innerhalb mehrerer Tage auf die Tagesdosis.
Eine zusätzliche Einnahme von Vitamin C hilft, dass der Körper die Stoffe besser aufnimmt. Das Immunsystem wird durch Vitamin C zusätzlich angeregt.
In Asien wird auch gerne Reishi-Tee getrunken. In Asia-Läden in Deutschland kann man ihn manchmal finden.
Wie auch schon beim Shiitake-Pilz erwähnt, ergeben sich durch die Einnahme verschiedener Heilpilzsorten synergistische Heileffekte. Reishi wird besonders gerne mit Shiitake und Cordyceps eingenommen, was die Heilwirkung verstärkt.

Kurkuma

Die heilende Wurzel Kurkuma

Kurkuma, die auch Gelbwurz genannt wird, stammt aus Indien und Südostasien und gehört zur Familie der Ingwergewächse. Kurkuma wächst ganzjährig bei Temperaturen zwischen 20 und 30 Grad; ihre schilfartigen Blätter werden bis zu einem Meter hoch. Geerntet wird dann der Wurzelstock, das sogenannte Rhizom, der meist getrocknet und pulverisiert, aber auch frisch angeboten wird. Vor allem wird Kurkuma als Gewürz verwendet, sie ist ein wesentlicher Bestandteil der indischen Curry-Gewürzmischung. Die gelbe Wurzel mit ihren starken Heilkräften wird in der ayurvedischen und traditionellen chinesischen Medizin schon seit Tausenden von Jahren geschätzt und bei vielen Beschwerden eingenommen. Aufgrund dieses großen Wissensschatzes hat auch die westliche Medizin in den letzten Jahren immer mehr Interesse an Kurkuma entwickelt. Inzwischen gibt es nicht viele Pflanzen, die so intensiv wissenschaftlich erforscht werden. Und zu Recht, denn Kurkuma kann uns mit ihren Kräften hervorragend bei vielen Beschwerden helfen. Dabei wird vor allem der sekundäre Pflanzenstoff Curcumin erforscht, der stark entzündungshemmend und antioxidativ wirkt und bei vielen Krankheiten wie Diabetes oder Rheuma helfen kann. In der Wurzel sind allerdings noch weitere sehr interessante Stoffe zu finden.

Kurkuma hilft bei chronisch entzündlichen Erkrankungen

Die heilende Wirkung von Kurkuma auf entzündliche Erkrankungen ist in vielen Studien gut belegt. In einer Studie beispielsweise aus Indien aus dem Jahre 2012 wurden 45 Patienten mit rheumatoider Arthritis in drei Gruppen eingeteilt. Eine Gruppe erhielt täglich 500 mg Curcumin, die zweite Gruppe einen Entzündungshemmer und die dritte Gruppe eine Kombination der beiden. Die beste Heilwirkung erzielte die erste Gruppe, die nur Curcumin bekommen hatte. Curcumin linderte die Schmerzen, verringerte die Entzündung und erhöhte die Beweglichkeit der Gelenke. Nicht nur bei Arthritis, sondern auch bei Arthrose wirkt Curcumin hervorragend. Dies wurde in einer weiteren Studie mit 1000 Patienten erforscht. Nur 200 mg Curcumin täglich erbrachte eine deutliche Verbesserung gegenüber der Kontrollgruppe. Die Schmerzen wurden vermindert und die Beweglichkeit verbessert. Rheuma, eine Erkrankung, bei der entzündlich-degenerative Prozesse im Körper geschehen, spricht ebenfalls sehr gut auf Kurkuma bzw. Curcumin an. Kurkuma hemmt die Bildung von Prostaglandinen, das sind Gewebshormone, die als Auslöser von Entzündungen gelten.

Auch bei allen anderen entzündlichen Prozessen hilft Kurkuma wirksam, ob bei Asthma, Darmentzündungen oder als Unterstützung bei grippalen Infekten.

Da der sehr häufig vorkommende Diabetes ebenfalls eine chronisch entzündliche Erkrankung ist, kann Kurkuma hier helfend eingreifen. Bei den typischen Folgeerkrankungen von Diabetes wie Augen-, Nieren- und Nervenerkrankungen senkt Kurkuma die Wahrscheinlichkeit des Auftretens. Zudem hilft sie, den Blutzuckerspiegel zu regulieren.

Da Kurkuma sehr gut verträglich ist und so viele hervorragende Eigenschaften vereinigt, gibt es keinen Grund, es nicht bei jeder Entzündung, ob chronisch oder akut, einzunehmen. Nicht umsonst ist Kurkuma schon lange ein bewährtes Mittel uralter Heiltraditionen.

Kurkuma senkt den Cholesterinwert

Kurkuma ist ein natürliches sanftes Mittel, um den Cholesterinspiegel langfristig zu senken. Es senkt den Anteil des „schlechten“ LDL-Cholesterins und steigert den Anteil des „guten“ HDL-Cholesterins. Dabei werden auch die antientzündlichen und antioxidativen Eigenschaften des HDL-Cholesterins unterstützt. In einer placebokontrollierten Studie nahmen Probanden acht Wochen lang täglich 1 Gramm Curcumin (plus Piperin) ein. Die Cholesterinwerte konnten bei den 100 Teilnehmern deutlich vermindert werden. Wenn man an die auf Dauer äußerst schädlichen Nebenwirkungen der Statine denkt, ist Kurkuma eine gute Alternative.
Eine weitere erwünschte Wirkung ist, dass selbst wenn das Cholesterin im Blut erhöht ist, Kurkuma durch seine antioxidative Wirkung das Risiko für Arteriosklerose senken kann.

Kurkuma schützt vor neurodegenerativen Erkrankungen

Bei Alzheimer geht man heute davon aus, dass Plaques oder Ablagerungen zwischen den Nervenzellen im Gehirn für die Erkrankung verantwortlich sind. Diese Ablagerungen führen zu entzündlichen Veränderungen und beeinträchtigen die Gehirnfunktion. Da Kurkuma die Blut-Gehirn-Schranke überwindet, kann sie mit ihren starken antioxidativen Eigenschaften hier die Entzündung positiv beeinflussen, bis dahin gehend, dass die Plaquesbildung weitgehend verhindert werden kann.
Auch bei anderen Demenzformen kann Kurkuma helfen. Eine im Jahr 2008 veröffentlichte Studie aus Indien stellte fest, dass die regelmäßige Einnahme von Kurkuma die Gedächtnisleistung von

Demenzkranken deutlich steigerte. Schon ein Gramm Kurkuma täglich führte nach drei Monaten Einnahme zu einem messbaren Unterschied.

Kurkuma bei Krebs

Es gibt zahlreiche Studien zur Wirkung von Kurkuma und Krebs, deren Ergebnisse dazu geführt haben, dass die deutsche, die österreichische und die amerikanische Gesellschaft für Onkologie Kurkuma zur begleitenden Krebstherapie empfehlen. Kurkuma wirkt gegen Krebs, indem sie das Immunsystem stimuliert und ihre antioxidativen Eigenschaften die Entstehung von Krebs hemmen. Kurkuma verhindert die Mutation vorbelasteter Zellen zu Krebszellen, hemmt die Entstehung und Ausbreitung von Metastasen, hemmt ebenfalls die Entwicklung von Blutgefäßen im Tumorgewebe und aktiviert Gene, die für den Selbstmord der Krebszellen verantwortlich sind. Außerdem unterstützt Kurkuma eine Chemo- oder Strahlentherapie, indem sie die Zellmembranen durchlässiger macht. Das macht die Behandlung wirksamer.
Für so gut wie jede Art von Krebs wurden positive Effekte gefunden. Bei Darmkrebs verhindert Kurkuma die Entstehung von Darmpolypen, aus denen sich Darmkrebs entwickeln könnte und fördert bei bestehenden Polypen die Rückentwicklung (bis zu 60 % weniger). Bei Brustkrebs fand man bei Tierversuchen heraus, dass Kurkuma fähig ist, die Metastasenbildung und die Streuung in die Lunge zu hemmen.

Die Gabe von Kurkuma zur Entgiftung

Kurkuma wird gerne als Unterstützung zur Entgiftung genommen. Sie reduziert den oxidativen Stress in den Zellen und regt den Stoffwechsel an. Mehrere Studienergebnisse zeigen, dass Curcumin zu einer geringeren Quecksilberkonzentration im Gewebe führt. Zusätzlich wurden verbesserte Nieren- und Leber-

werte gefunden, was bedeutet, dass das Quecksilber wirksam ausgeleitet und gleichzeitig die Entgiftungsorgane Leber und Niere geschützt wurden.
Kurkuma fördert generell die Gallenproduktion und regt die Kontraktionen der Gallenblase an. Dadurch wird die Fettverdauung und die Entgiftungsfunktion der Leber angeregt. Außerdem unterstützt Kurkuma die Bildung von Leberenzymen, die die Ausscheidung von schädlichen Stoffen unterstützen.

Kurkuma bei weiteren Krankheiten

Im Grunde gibt es nicht viele Erkrankungen, bei denen Kurkuma keinen positiven Einfluss hat. Auch bei verschiedenen Atemwegserkrankungen wir bei der chronisch obstruktiven Lungenerkrankung (COPD), bei Lungenfibrose oder beim allergischen Asthma wurden Studien durchgeführt, die zeigten, dass Kurkuma einen deutlich heilenden Einfluss hat.
Weitere Hinweise auf schützende Einflüsse gibt es bei altersbedingter Makuladegeneration und anderen Augenerkrankungen. Da Kurkuma den Stoffwechsel anregt, wird sie auch gerne begleitend zum Abnehmen eingenommen. Die Wurzel schützt den Darm und fördert generell die Verdauung.

Kurkuma oder Curcumin?

Im Handel werden Kapseln mit Kurkuma oder Curcumin angeboten. Kurkuma ist die pulverisierte ganze Wurzel, das Curcumin ist der isolierte hochkonzentrierte Stoff, um den es in den meisten wissenschaftlichen Studien geht. Curcumin ist entzündungshemmend und hochwirksam bei vielen Beschwerden, das steht außer Frage. Doch Kurkuma enthält noch weitere Stoffe, die mit dem Curcumin zusammen eine Synergiewirkung erzielen und so noch besser wirken können. So hat sich in manchen Fällen die Gabe von Kurkuma als noch wirksamer erwiesen als das reine Curcumin, das in der Wurzel nur zu zwei bis fünf Prozent enthalten ist. Dass die natürliche Kombination verschiedener Stoffe besser wirkt als die Einzelgabe eines isolierten Stoffes kennen wir beispielsweise auch von den Antioxidantien. Sie potenzieren ihre Wirkung, je mehr gleichzeitig eingenommen werden. Die meisten Vitamine werden besser verwertet, wenn man sie gemeinsam isst. Das ist auch der natürliche Weg, wie unser Körper die vielen verschiedenen Stoffe aufnimmt und verarbeitet, denn in der Natur treten keine isolierten Stoffe auf.

In Kurkuma sind außer dem Curcumin Hunderte weiterer Stoffe enthalten, und jeder einzelne besitzt seine ganz eigenen Eigenschaften. Forscher der University of Texas veröffentlichten im Jahr 2013 im Fachmagazin Molecular Nutrition and Food Research ihre Erkenntnisse, dass Kurkuma und Curcumin in vielen Bereichen die gleiche Wirkung zeigen würden, jedoch Kurkuma noch weiter gehende Effekte aufweise als Curcumin.

Da es inzwischen auch Vergleichs-Studien gibt, in denen die Wirkung von Kurkuma erforscht wurde, zeigte sich, dass Kurkuma beispielsweise besser bei Krebs wirkt als das reine Curcumin. Forscher vom Anderson Cancer Center in Texas untersuchten den Effekt von Kurkuma und Curcumin bei sieben verschiedenen Krebszelllinien und fanden unter anderem heraus, dass Curcumin krebsbefallene Pankreaszellen zu 15 % absterben ließ, Kurkuma aber zu 30 %. Bei Darmkrebszellen waren es bei Curcumin 10 %, bei Kurkuma 25 %. Dasselbe bei Brustkrebszellen: hier starben bei Curcumin 30 % der Zellen, bei Kurkuma 60 %, was ein hervorragender Wert ist. Es ist also offensichtlich, dass noch weitere Stoffe in der gelben Wurzel heilend und schützend wirken.

Weitere Studien zeigen, dass Kurkuma sogar entzündungshemmend und gegen Krebs wirkt, wenn man dem Kurkuma das

Curcumin entzogen hat, und dies im selben Maße wie das reine Curcumin.
Es lohnt sich also, sich vorzugsweise für die ganze Wurzel Kurkuma als für reines Curcumin zu entscheiden.

Was ist bei der Einnahme von Kurkuma zu beachten?

Kurkuma und auch Curcumin sind sehr sichere Stoffe. In einer Studie wurden auch Dosierungen bis zu sechs Gramm täglich ohne unerwünschte Nebenwirkungen gut vertragen. Bei dieser Menge kann es nur hin und wieder zu leichten Magen-Darm-Beschwerden kommen. Für die geringere Normaldosis von 1500 mg Curcumin gibt es viele Studien, die alle eine gute Verträglichkeit bescheinigen.
Die normale tägliche Dosis, die man auf Dauer einnehmen kann, beträgt 1 bis 3 Gramm Kurkuma oder Curcumin. Bei bestimmten Beschwerden kann die therapeutische Dosis auch für einige Wochen ohne Probleme verdoppelt werden. Am besten nehmen Sie Kurkuma zu einer Mahlzeit ein.

Als gemahlenes Gewürz ist Kurkuma überall erhältlich, auch die frische Wurzel gibt es in unseren Breiten immer mehr im Handel. Am besten ist natürlich Kurkuma aus Bio-Anbau, vor allem, wenn man die teils drastischen Anbaumethoden mit viel Chemie in Indien bedenkt. Auch im Curry ist Kurkuma enthalten, doch in der Regel ist das zu wenig für eine therapeutische Dosis. Man kann Kurkuma als gemahlenes Gewürz überall in der Küche einsetzen, besonders gut zu Kartoffel- und Gemüsegerichten, zu Suppen oder als Zutat für Aufstriche. Auch in Smoothies oder in Tee gerührt (nur eine Prise) kann Kurkuma getrunken werden,

weiter unten habe ich auch den „goldenen Honig“ beschrieben, eine Mixtur von Kurkuma und Honig. Kurkuma ist nicht wasserlöslich und sollte deswegen immer mit etwas Fett verarbeitet werden. Leider schmeckt Kurkuma nur als recht geringe Dosis gut, bei einer größeren Menge schmeckt es recht bitter. Frisch hat die Wurzel einen etwas harzigen und scharfen Geschmack.
Wenn man eine zuverlässige therapeutische Wirkung erfahren möchte, ist es meiner Meinung nach einfacher, Kapseln mit Kurkuma einzunehmen. Das hat noch einen weiteren Vorteil: Kurkuma ist schlecht bioverfügbar, d.h. dass ein nur geringer Prozentsatz seiner Inhaltsstoffe wirklich vom Körper aufgenommen werden. In Kurkuma-Kapseln ist deshalb fast immer Piperin – ein Wirkstoff des schwarzen Pfeffers – enthalten. Piperin steigert die Bioverfügbarkeit von Kurkuma auf ein Vielfaches und stärkt so die Wirkung enorm. Wenn Sie mit Kurkuma kochen, dann fügen Sie noch etwas schwarzen Pfeffer dazu, dann haben Sie ebenfalls diesen Effekt.

Goldener Honig: Kurkuma mit Bienenhonig

Wenn wir Kurkuma mit Bienenhonig vermengen, erhalten wir den sogenannten „goldenen Honig“, was ein schöner Begriff für eine heilkräftige Mixtur ist. Der in der ganzen Welt beliebte Honig besitzt ebenfalls heilende Eigenschaften, wenn auch im geringerem Maße als Kurkuma. Honig wirkt antiseptisch, bakterizid und harntreibend und hat eine allgemein stärkende Wirkung auf den Organismus. Er ist schon seit langem als eines der besten natürlichen Antibiotika bekannt. Gerne wird Honig auch bei Grippe und Erkältung eingenommen, beispielsweise zusammen mit Zwiebeln, um einen Sud anzusetzen.
Um den goldenen Honig herzustellen geben wir 50 Gramm Honig – hochwertigen kaltgeschleuderten Honig, am besten von einem lokalen Imker – und zwei gehäufte Teelöffel Kurkuma-Pulver in

eine Schüssel und rühren die beiden Zutaten kräftig um, bis eine homogene Mischung entsteht. Diese kann man gut bei Zimmertemperatur in einem Schraubglas aufbewahren.
Dieser goldene Honig ist besonders wirksam bei Infektionen und bei Gelenkentzündungen. Bei Infektionen der Atemwege nimmt man zu Beginn jede Stunde einen halben Teelöffel ein, am zweiten Tag jede zweite Stunde einen Teelöffel. Dann kann man auf drei Mal täglich reduzieren, je nach Verlauf der Beschwerden.

Achtung: Bei Gallensteinen sollte Kurkuma nicht oder erst mal nur vorsichtig mit einer sehr geringen Dosis eingenommen werden. Kurkuma kann auch die Wirkung von einzelnen Arzneien wie Blutverdünner oder Diabetesmedikamenten und andere verstärken, was erst mal eine gute Sache ist, denn dann braucht man weniger davon. Wenn Sie Arzneien zu sich nehmen, beobachten Sie gut, wie es Ihnen mit Kurkuma geht und lassen Sie sich gegebenenfalls von einem kompetenten Arzt oder Heilpraktiker beraten, wie und wann Sie Ihre herkömmlichen Medikamente reduzieren können. Übrigens: es gibt bei uns auch viele hervorragende Ärzte der chinesischen oder der ayurvedischen Medizin, es kann sich lohnen, sich hier behandeln zu lassen.

Maca

Maca – die peruanische Wunderknolle

Archäologischen Funden zufolge wurde die Maca-Pflanze, die man auch den peruanischen Ginseng nennt, schon vor über 2600 Jahren in den Anden angebaut. Der Legende nach nahmen die Männer des Inkareichs reichlich Maca zu sich, um stark und ausdauernd in den Kampf zu ziehen. In Friedenszeiten jedoch wurde es ihnen verwehrt, um die Frauen vor der übermäßigen Lust zu schützen, die Maca ihnen verlieh. Diese Geschichte verdeutlicht schon, was für Kräfte Maca besitzt!

In heutiger Zeit sind es die Nachfahren der Inka, die Quechua, die die wertvolle Knolle anbauen. Maca, die zur Familie der Kreuzblütler gehört, wächst in den Anden auf 2800 bis über 4000 Metern Höhe auf eher unwirtlichen Ebenen mit heftigen Winden, viel Sonne und großen Temperaturdifferenzen. Wo sonst nicht viel wächst, gedeiht Maca aber prächtig und wird unter diesen Bedingungen besonders robust und widerstandsfähig und reichert in ihrer Knolle viele Vitalstoffe an.

Die Macapflanze bildet eine kräftige rundliche Speicherwurzel, die sich weiß bis gelblich oder rötlich zeigen kann und einen Durchmesser von fünf bis sieben cm besitzt. Die eigentlich mehrjährigen Pflanzen werden in der Regel schon acht bis neun Monate nach der Aussaat geerntet. Aufgrund ihres hohen Kohlenhydrat-Gehaltes ist die Maca-Wurzel sehr nahrhaft und etwas süßlich im Geschmack. Sie wird außer zur Nahrungsergänzung auch zur Herstellung von süßen sowie würzigen Speisen genutzt.

Für die Andenbewohner gehörte Maca schon immer zu den wichtigsten Pflanzen, bis ihre fantastischen Eigenschaften im zwanzigsten Jahrhundert etwas in Vergessenheit gerieten und Maca nur noch wenig angebaut wurde. In den 70ern und 80ern des letzten Jahrhunderts wurde in zahlreichen Studien deutlich, wie sehr Maca die Fruchtbarkeit von Tier und Mensch stärkt und allgemein Kraft und Ausdauer fördert. Seit dieser Zeit hat sich der Anbau von Maca vervielfacht und die Wunderpflanze einen veritablen Siegeszug um die Welt begonnen.

Der natürliche Jungbrunnen aus den Anden

Es ist kein Wunder, wenn man die breite Palette an gesundheitlich wertvollen Stoffen betrachtet, dass der legendäre Ruf Macas sich bestätigt hat. Vor allem Sportler, Schwangere und Menschen in Stresssituationen werden perfekt von Maca profitieren, um ihre Vitalität zu stärken.

Maca ist voller wertvoller Vitalstoffe

Maca ist mit ihren zahlreichen wertvollen Vitalstoffen geradezu ein Jungbrunnen für uns. Sie ist mit 10 bis 16 % Proteinen reich an essentiellen Aminosäuren und versorgt so den Körper mit wertvollen Bausteinen. Maca enthält reichlich Kalzium, Magnesium, Phosphor, Schwefel, Zink, Jod, Eisen, Kupfer und Mangan und an Vitaminen besonders viel an Vitamin C, E, B1 und B2.
Maca ist auch besonders reich an Antioxidantien. Diese mindern den oxidativen Stress im Organismus, der als mitverantwortlich für den Alterungsprozess gilt und mit der Entstehung von den meisten Krankheiten in Zusammenhang gebracht wird.

Maca steigert Libido und Potenz

Als natürliches Aphrodisiakum kann Maca wahre Wunder bewirken. Zahlreiche Studien zeigen, dass Maca auf natürliche Weise lustfördernd wirkt. Unter anderem liegt dies auch an den

pflanzlichen Sterolen, die dem Hormon Testosteron ähneln. Auf natürliche Weise wird so die Durchblutung des Beckengewebes verstärkt und bei Männern die Testosteron-, bei Frauen die Östrogenbildung angeregt. Nicht nur die Lust steigert sich, auch die Potenz und die Fertilität bekommen einen deutlichen Schub. Die Inkas wussten das und haben ihren Schafen und anderen Tieren reichlich Maca gegeben, wenn sie ihre Herde vergrößern wollten, und bei Kinderwunsch auch selbst mehr als sonst eingenommen. Bei ungewollter Kinderlosigkeit hilft Maca sehr gut durch seine adaptogene Wirkung (im nächsten Absatz erkläre ich das genauer), die ein hormonelles Ungleichgewicht wirksam beheben kann. Frauen leiden häufig unter einem Progesteron- oder Estradiolmangel und Männer unter fehlendem Testosteron. Maca balanciert die Hormone aus, so dass Frauen einen regelmäßigen Zyklus mit Eisprung haben und sie leichter empfangen können. Wenn man bedenkt, dass ungefähr die Hälfte der Fälle der ungewollten Kinderlosigkeit auf eine hormonelle Dysbalance zurückzuführen ist, ist das eine hervorragende Nachricht.
Auch bei sexueller Unlust bei Frauen in oder nach den Wechseljahren kann Maca punkten. In einer australischen Studie wurden den Teilnehmern täglich 3,5 Gramm Macapulver über einen Zeitraum von sechs Wochen verabreicht. Depressionen, Angstzustände, Hitzewallungen und andere Beschwerden der Frauen verringerten sich und die sexuelle Lust stieg deutlich an. Wenn man bedenkt, dass ein Drittel aller Frauen unter leichten und ein weiteres Drittel unter zum Teil sehr belastenden Wechseljahresbeschwerden leidet, ist es sehr schade, dass die meisten Gynäkologen von Maca noch nie gehört haben.

Natürlich profitieren auch Männer von Maca. Die Knolle steigert deutlich die Libido wie auch die Anzahl und Qualität der Spermien. Dies wurde beispielsweise in einer Studie in Peru deutlich,

bei der Männer zwischen 24 und 44 Jahren vier Monate lang täglich 1,5 oder 3 Gramm Maca erhielten. Natürlich waren vor Beginn der Studie wie danach alle relevanten Hormonwerte sowie die Spermien bestimmt worden. Es zeigte sich, dass nicht nur die Zahl und die Größe der Spermien wuchs, auch die Beweglichkeit der Spermien nahm zu.
Mit der erhöhten Lust nimmt auch die Erektionsbereitschaft deutlich zu. Maca könnte hier eine natürliche Alternative zu Viagra sein.

Maca steigert Kraft und Ausdauer und hilft gegen Stress

Maca ist zusammen mit anderen Pflanzen wie dem Ginseng oder dem Reishi-Pilz ein sogenanntes sehr wirksames Adaptogen, was bedeutet, dass es zu den Nährstoffen gehört, die eine unspezifische Abwehrreaktion in Gang setzen und damit physische, chemische und biologische Belastungen ausgleichen können. So kann der Körper sich gut auf die Belastung einstellen bzw. sich daran anpassen. Alle Organsysteme wie das Drüsen- und Hormon-System, das Herz-Kreislauf-System oder die Muskulatur werden angeregt, stabilisiert und ausgeglichen und können so im Durchschnitt ca. 10 bis 15 % mehr Leistung erbringen. Um in früheren Zeiten in der kräftezehrenden Natur der Anden zu überleben waren diese kraftfördernden Eigenschaften immens wichtig.
Maca verbessert Kraft, Ausdauer und Regenerationsfähigkeit des Körpers und unterstützt uns in allen Stresssituationen. Wenn im Moment kein Bedarf für zusätzliche Kräfte besteht, macht es aber nicht unangenehm überdreht. Mit einer guten Portion Maca fühlt man sich wacher und klarer im Kopf und kann auch geistig besser arbeiten.

Maca hilft bei hohem Cholesterin

Maca senkt den Cholesterinspiegel, indem die Pflanze die Aufnahme des Cholesterins im Dünndarm hemmt. Dies ist auf pflanzliche Sterole im Maca zurück zu führen, die dem tierischen Cholesterin ähneln. Durch die Senkung der Blutfettwerte wirkt Maca der gefürchteten Arteriosklerose mit ihren Folgeerscheinungen entgegen.

Maca fördert die Verdauung

Maca hat eine verdauungsfördernde und verdauungsregulierende Wirkung, die zum Teil den vielen Ballaststoffen zugeschrieben wird. Auch die vielen wertvollen sekundären Pflanzenstoffe helfen bei der Verdauung.

Welches Maca ist empfehlenswert?

Inzwischen gibt es durch die steigende Bekanntheit eine Vielzahl an Maca-Produkten auf dem Markt. Hier muss man erst für sich herausfinden, ob einem der Geschmack von Maca zusagt und man es in die tägliche Küche integrieren möchte. Wenn Maca einem nicht munden sollte, haben sich Presslinge oder Kapseln als eine praktische Einnahmeform herausgestellt. Allerdings sind Presslinge und Kapseln immer teurer als die entsprechende Menge Pulver.

Am besten sind rohe Bioprodukte mit reinem Wurzelanteil, d.h. nur die Wurzel der Macapflanze sollte enthalten sein. Außer dem getrockneten Maca-Pulver sind auch andere Produkte erhältlich wie geröstetes Maca oder Schokoriegel mit Maca.

Auch gelatiniertes Maca gibt es seit einiger Zeit auf dem Markt. Dabei handelt es sich um eine bei Druck vorgekochte Form von Maca, die im Gegensatz zum Rohpulver weder unverdauliche Stärken noch Senfölglycoside enthält. Auch wenn die bitter schmeckenden Senfölglycoside grundsätzlich sehr gesund sind, gibt es Menschen mit sehr empfindlicher Verdauung oder mit Reizdarm und entzündlichen Darmerkrankungen, die zu stark auf sie reagieren und normales Maca-Pulver nicht vertragen. Für diese kann die gelatinierte Maca-Form das Richtige sein, auch wenn durch die Erhitzung natürlich ein Teil der Inhaltsstoffe verloren gehen.

Wie wird Maca eingenommen?

Maca kann durchaus in größeren Mengen gegessen werden, Nebenwirkungen sind nicht zu befürchten. Ein Teelöffel Maca-Pulver braucht es, um überhaupt eine geringe Wirkung zu erzielen. Ein Esslöffel ist noch besser. Zwei Esslöffel täglich sind die empfehlenswerte Tagesdosis, in vernünftigen Grenzen auch gerne mehr. In Studien hat sich gezeigt, dass durchaus kleine Dosen wie ein Teelöffel eine Wirkung hervorrufen können, wenn man es wirklich täglich einnimmt. Die Regelmäßigkeit ist hier ein wichtiger Faktor.

Maca wirkt wärmend und ist besonders hilfreich bei kalten Temperaturen bzw. die kältere Jahreszeit, auch wenn man es natürlich auch im Sommer einnehmen kann. Macapulver hat einen etwas malzigen, karamellartigen Geschmack, auch würzig gemüsig wurde die Wurzel schon beschrieben, aber auch mit einem süßen Beigeschmack. Maca enthält auch Senfölglycoside, die ihm eine gewisse Schärfe verleihen. Diese Schärfe ist ein Hinweis auf die Frische und Qualität des Produktes, da mit der Zeit der Geschmack fahler wird. Auch nussig oder etwas schokoladig wird Maca manchmal empfunden, und tatsächlich gibt es eine besondere Beziehung zwischen Maca und Kakau, da sie traditionell häufig zusammen eingenommen wurden. Etwas Maca zusammen mit Kakao ergibt eine ganz besondere köstliche Superfood-Mischung. Manche Menschen lieben Maca sofort, andere mögen es überhaupt nicht oder müssen sich erst daran gewöhnen. Wenn man es zu verschiedenen Gerichten dazumischt, verbindet sich der Maca-Geschmack hervorragend mit anderen Aromen. Gerne wird Maca einem Smoothie oder Getränken wie Fruchtsäften, Tee oder Kaffee beigefügt. Man kann Maca ins Müsli mischen oder einem Teig für Kuchen oder Kekse beimengen. Maca ist ein hervorragender Emulgator, das heißt, dass es in Getränken und Desserts die stärkehaltigen Anteile sehr gut mit den fettartigen vermengt, was weitere interessante Möglichkeiten für die Küche bietet. In reinem Wasser ist es allerdings eher schlecht löslich. In den Anden wurde die Wurzel übrigens traditionell zu Brei verarbeitet oder als Gemüsebeilage gegessen.

Kohl und Staudensellerie

Kohl – die unterschätzte Gesundheitsbombe

Kohl gehört zu den am meisten gegessenen Gemüsesorten weltweit und wird trotzdem nicht besonders geschätzt. Zu Unrecht, denn die vielen verschiedenen Kohlarten sind äußerst gesund und stecken voller wichtiger Nährstoffe. Schon allein die Vielfalt kann sich blicken lassen: von Grünkohl, Rotkohl, Wirsing, Brokkoli bis hin zu Blumenkohl, Rosenkohl oder Pak Choi, um nur einige zu nennen, hier findet jeder seinen Favoriten.
Alle Kohlpflanzen gehören zur Familie der Kreuzblütengewächse und sind für ihre entzündungshemmenden Eigenschaften und für ihre Fülle an Vitalstoffen bekannt. Vor allem im Herbst und Winter, wenn es nur wenig frisches anderes Gemüse auf unseren Äckern gibt, ist Kohl eine fantastische Wahl. Ich gebe zu, Kohl ist meist kulinarisch nicht das Erste, an was man bei leckerem Essen denkt, aber mit der richtigen Zubereitung schmeckt er überraschend gut. Man muss hier ein bisschen ausprobieren und sich an neue Rezepte heranwagen. Denn nur wenn der Kohl gut schmeckt, wird man ihn in die tägliche Küche integrieren und nicht gleich wieder links liegen lassen.
Es gibt mehr als 40 Kohlarten, unter anderem auch wenig Bekanntes wie Schwarzer oder Brauner Senf. Am beliebtesten bei uns ist der Gemüsekohl, dessen viele Arten wie Grünkohl oder Brokkoli erhältlich sind. Da alle Kohlarten sich leicht miteinander kreuzen lassen, sind im Laufe der Zeit viele Variationen entstanden. Ursprung ist hier der Wildkohl, dessen Wildform bereits vor Jahrtausenden kultiviert wurde. Erstmals wurde der Kohlanbau 600 vor Christi in der griechischen Literatur erwähnt. In der Anti-

ke galt der Kohl als Heilmittel gegen alle Arten von Krankheiten und Unpässlichkeiten.

Auch wenn die Kohlarten unterschiedlich aussehen mögen, weisen sie in Bezug auf die enthaltenen Makro-Nährstoffe große Ähnlichkeiten auf. Sie bestehen alle aus 90 % Wasser, ca. 0,1 bis 0,3 Gramm Fett und 3 Gramm wertvoller Ballaststoffe. Eiweiß ist 1 bis 4 Gramm pro 100 Gramm enthalten. Der Kaloriengehalt aller Kohlarten ist mit 25 kcal sehr gering. Der Rosenkohl bringt es auf 36 kcal, aber das ist immer noch wenig genug.

Kohl enthält eine Menge Vitamine

Alle Kohlarten enthalten eine große Menge verschiedener Vitamine wie Vitamin C und K. Vitamin K ist sehr flüchtig und nur im frischen Gemüse zu finden. Auch Erhitzen zerstört es. Deswegen ist es wichtig, Kohl nicht nur gekocht, sondern auch frisch und roh (z.B. als Weißkrautsalat) zu essen. Vor allem Rosenkohl und Blumenkohl enthalten viel Vit. K.

Vitamin C ist besonders viel im Brokkoli und ebenfalls im Rosenkohl enthalten.

Auch B-Vitamine (unter anderem auch die wichtige Folsäure) und Beta-Carotin sind reichlich im Kohl vorhanden. Beta-Carotin wird im Körper zu Vitamin A umgewandelt. In dieser Form reduziert es Oxidationsprozesse, steuert Reaktionen des Immunsystems und reguliert das Wachstum der Zellen. Vor allem kann hier der Grünkohl punkten, der auch reichlich B-Vitamine und Vit. K enthält.

Kohl ist voller wertvoller Mineralien

Alle Kohlarten enthalten eine Menge gesunder Mineralstoffe wie Magnesium, Kalium, Kalzium, Eisen und Kupfer. Kohlrabi enthält eine Menge Magnesium und der leckere Brokkoli besonders viel Kalzium und Eisen. Gerade an Magnesium, das wichtig für

Herz und Muskulatur ist und uns eine ausgeglichene Stimmung verschafft, haben viele Menschen einen Mangel. Auch Eisenmangel ist weit verbreitet, was müde und erschöpft macht. Etwas mehr Brokkoli oder Grünkohl kann dem auf gesunde Weise abhelfen. Im 100 Gramm Grünkohl befindet sich beispielsweise so viel Eisen wie in derselben Menge Schweinefleisch.

Kohl enthält eine Menge Ballaststoffe

Unsere Verdauung liebt Ballaststoffe. Sie bringen im Magen ein angenehmes Sättigungsgefühl, binden Wasser im Darm und und regen so die Darmbewegungen an. Doch Ballaststoffe haben noch weitere Funktionen. Bakterien im Dickdarm zerkleinern einen Teil dieser Stoffe und bauen sie zu Fettsäuren ab. Diese senken im Darm den Ph-Wert ab, dienen der Darmschleimhaut als Nährstoffe und wirken generell antientzündlich. Ballaststoffe haben auch die Fähigkeit, Cholesterol zu binden. Auf diese Weise wirken Ballaststoffe dem Risiko für Arteriosklerose und Herzinfarkt entgegen. Auch Diabetikern wird eine ballaststoffreiche Ernährung empfohlen, da mit dem Essen von genügend Ballaststoffen der Blutzucker nach dem Essen weniger ansteigt.

Tatsächlich nehmen die meisten Menschen in unseren Breiten nicht genügend Ballaststoffe zu sich. Zu finden sind sie vor allem in Gemüse, Obst und Vollkornprodukten. Kohl gehört zu den Gemüsearten mit den höchsten Anteilen an Ballaststoffen.

Kohl enthält viele gesunde Senföle

Alle Kreuzblütler und damit auch Kohlarten enthalten besondere Stoffe, die Senfölglycoside genannt werden und zu den sekundären Pflanzenstoffen gehören. Sie helfen der Pflanze gegen Tierfraß und geben dem Kohl den etwas scharfen und bitteren Geschmack. Manche der Senfölglycoside stimulieren das Immunsystem und wirken krebsvorbeugend. Sie wirken gegen Bakterien und Pilze und haben eine entzündungshemmende Wirkung. Da durch das Kochen mindestens die Hälfte der gesunden Stoffe verloren gehen, lohnt es sich, Kohl auch immer wieder roh zu genießen oder nur kurz zu dünsten. Ich dünste mein Gemüse immer mit einem Dünsteinsatz. So bleiben die wertvollen Stoffe bestmöglichst erhalten und werden nicht ans Kochwasser abgegeben. Dieser Dünst- oder Gareinsatz kostet nur wenige Euro und ist eine wirklich sinnvolle Anschaffung für die Küche.

Kohl ist reich an sekundären Pflanzenstoffen

Sekundäre Pflanzenstoffe sind sehr wichtig für unsere Gesundheit. Dazu gehören beispielsweise Bitterstoffe in Grapefruits, Farbstoffe in Karotten oder Pflaumen und Aromastoffe in Gewürzen oder Kräutern. Sie beeinflussen eine Vielzahl von Stoffwechselprozessen und haben eine gesundheitsfördernde Wirkung auf vielen Ebenen. Beispielsweise erweitern sie die Blutgefäße und senken den Blutdruck ab. Sie wirken krebsvorbeugend, entzündungshemmend und antibakteriell. Es kommen 5.000 bis 10.000 verschiedene Stoffe in unserer Nahrung vor, vor allem in Obst, Gemüse, Nüssen und Hülsenfrüchten.

Kohl enthält eine Vielzahl von sekundären Pflanzenstoffen, unter anderem die Glucosinolate, eine Gruppe schwefelhaltiger Bestandteile. Sie dienen Pflanzen zur Abwehr von Mikroorganismen wie Bakterien und schützen auch den Menschen vor Krankheiten. Zudem finden sich in Kohl zahlreiche Flavonoide und Hydroxyzimtsäuren, die eine starke antientzündliche und antioxidative Wirkung haben. Flavonoide helfen dem Körper, gegen Erreger anzugehen, schützen vor Viren, Bakterien und wirken antiallergisch. Im Rotkohl beispielsweise stecken die sogenannten Anthocyane, die zu den Bioflavonoiden gehören und dem Kohl seine rote Färbung geben. Anthocyane gehören zu den stärksten Antioxidantien. Sie schützen Herz und Gefäße, wirken gegen Entzündungen,

verbessern das Sehvermögen und schützen vor Krebs. Pak Choi enthält ebenfalls viele Anthocyane.
Auch viel wertvolles Chlorophyll ist im Kohl erhalten. Je grüner der Kohl, um so mehr Chlorophyll.
Da jede Pflanzen- und auch Kohlart eine etwas andere Zusammensetzung an sekundären Pflanzenstoffen ihr eigen nennt, ist es am besten, viel Abwechslung in die Gemüseküche zu bringen, um von allen wertvollen Stoffen zu profitieren.

Kohl schützt vor Krebs

In neueren Studien vom Universitätsklinikum Heidelberg und dem Deutschen Krebsforschungszentrum konnte gezeigt werden, dass der Inhaltsstoff Sulforaphan aus Brokkoli, Pak Choi und verwandtem Gemüse das Krebswachstum von Bauchspeicheldrüsenkrebs hemmen kann und die Wirkung von Chemotherapien verstärkt. Sulforaphan blockiert hierbei einen bestimmten Stoffwechselweg in Krebsstammzellen, was erstmals in Versuchen an Krebszellen und Mäusen gezeigt werden konnte. Nach einer kanadischen Studie soll bei Patienten mit Prostatakarzinom der wöchentliche Verzehr von Brokkoli oder Blumenkohl die Metastasierung des Tumors um 50 Prozent verringern.
Zudem wurde entdeckt, dass Sulforaphan keimtötend gegen den Helicobacter pylori wirkt, der für Magengeschwüre verantwortlich ist.
In einer weiteren Studie nahmen acht Probanden täglich 300 Gramm gegarten Rosenkohl zu sich. Die Wissenschaftler stellten fest, dass so die Entgiftung angekurbelt wurde und somit Schädigungen des Erbguts der Zellen reduziert wurden, was ebenfalls vor Krebs schützt.

Woher kommen die Blähungen?

Auch wenn Kohl sehr gesund für den Darm ist, kommt es doch nach dem Verzehr bei einigen Menschen zu unangenehmen Blähungen. Wenn man sich ansonsten eher ballaststoffarm ernährt und dann plötzlich Kohl mit vielen Ballaststoffen isst, ist der Darm momentan überfordert. Er muss sich erst an mehr Ballaststoffe gewöhnen. Abhelfen kann man dem, indem man den Kohl mit Kümmel oder Fenchelsamen kocht und nur langsam die Ballaststoffzufuhr steigert.

Kohlwickel gegen Entzündungen und Arthrose

Heilend wirkt der Kohl nicht nur innerlich. Ein altes Hausmittel ist der Kohlwickel, um Halsentzündungen und andere Infektionen zu lindern. Dazu wurden die Kohlblätter gewaschen und gewalzt, bis der Saft anfing, auszutreten, dann auf die entzündete oder schmerzende Stelle gelegt. Auch bei Gelenkschmerzen wie Arthrose war dies eine übliche Behandlung, die leider im letzten Jahrhundert in Vergessenheit geraten ist.

Bei einer vierwöchigen Studie an der Universität Duisburg-Essen wurden 81 Patienten, die an einer mittelschweren Knie-Arthrose (Stufe 2 und 3) litten, in drei Gruppen eingeteilt. Die erste Gruppe bekam mindestens zwei Stunden täglich Kohlwickel, die zweite ein Schmerzgel (Diclofenac) und die dritte wurde mit anderen üblichen Methoden behandelt. Das Ergebnis war, dass die erste Gruppe die besten Ergebnisse verzeichnen konnte. Die Forscher stuften den Kohlwickel als empfehlenswerte Alternative ein.

Welcher Kohl ist der Beste?

Jeder Kohl hat seine Vorzüge und ist rundum gesund, ganz gleich welche Sorte man wählt, und doch hat mancher Kohl seine Besonderheit, mit der er punkten kann.

Kohlrabi: enthält von allen Kohlarten am meisten Magnesium.
Rosenkohl: enthält viel Vit. C und K und ist das Gemüse mit dem höchsten Anteil an Senfölglycosiden. Rosenkohl wirkt entgiftend und ist hervorragend für die Leber. Anthony William, der das umfassende Buch „Heile deine Leber“ geschrieben hat, empfiehlt für die Leber eine Kur mit täglich mehreren hundert Gramm Rosenkohl, um die Leber umfassend zu regenerieren. Da die Leber das größte Stoffwechselorgan ist, hat das positive Auswirkungen auf das gesamte Wohlbefinden.
Blumenkohl: enthält eine Menge Vit. K.
Grünkohl: enthält generell viele sekundäre Pflanzenstoffe, Mineralien und Vitamine, vor allem Vit. C. Grünkohl enthält auch enorm viel Beta-Carotin.
Brokkoli: wird in der Krebsforschung gerade am meisten erforscht. Wie der Grünkohl auch besitzt der Brokkoli beeindruckende Vitalstoffe, unter anderem viel Vit. C und B5 und Kupfer.
Rotkohl: wirkt durch die Anthocyane antioxidativ und herzschützend.

Der heilsame Staudensellerie

Der in diesem Kapitel schon erwähnte Gesundheitsexperte Anthony William hat dem Staudensellerie dieses Jahr ein eigenes Buch gewidmet. Auf den Titel der englischen Ausgabe steht: „The most powerful medicine of our time“. „Die stärkste Medizin unserer Zeit“. Wenn man die Berichte der Menschen liest, die ihre Ernährung umgestellt haben und jeden Morgen Selleriesaft trinken, scheint darin einige Wahrheit zu liegen. Von rheumatoider Arthritis, Gicht, Leberproblemen, Fibromyalgie, Bluthochdruck bis hin zu Diabetes oder einfach nur trockener Haut, die Berichte über eine Besserung von Beschwerden mit Selleriesaft sind beeindruckend. Glücklicherweise wurde mit seinem Buch viel Aufmerksamkeit auf die sonst eher vernachlässigte Pflanze gelenkt. Ansonsten kennen wir den etwas herb schmeckenden Staudensellerie eigentlich nur als Zutat für die typisch italienische Tomatensauce oder als Suppengemüse. Seine besonderen heilkräftigen Eigenschaften sind unseren Vorfahren jedoch schon seit Jahrtausenden bekannt. Im alten Ägypten wurde Sellerie als Mittel bei rheumatischen Beschwerden genutzt und in der Traditionellen Chinesischen Medizin gilt der Selleriesaft als ein potentes Heilmittel bei hohem Blutdruck.

Staudensellerie ist ein Vitalstoffpaket

Sellerie enthält viel Vitamin A, C, E, K, B6, B12 und Mineralstoffe wie Calcium, Kalium und Magnesium und eine Fülle an sekundären Pflanzenstoffen. Zudem ist er voller wertvoller Antioxidantien wie beispielsweise Flavonoide, Phytosterine und Phenolsäuren. Er ist ein richtiges Vitalstoffpaket, das auf vielen Ebenen heilend und schützend wirkt.

Staudensellerie schützt und kräftigt das Herz-Kreislauf-System. Er enthält den sekundären Pflanzenstoff Phthalid, der die glatte Muskulatur der Blutgefäße entspannt, so dass der Blutdruck sinken kann. Da Staudensellerie stark antientzündlich wirkt, hilft auch dies den Gefäßen, wie auch allem Gewebe im Körper. So wirkt Staudensellerie auch bei anderen Entzündungen wie rheumatischen Erkrankungen, Asthma, Bronchitis oder Colitis Ulcerosa. Bei einer aufkommenden Entzündung einen Saft aus Sellerie und Zwiebel zu trinken ist eine wirksame Maßnahme, die den Körper sofort stärkt.

Es gibt mehrere Studien, die konkret darauf hinweisen, dass bestimmte Stoffe im Staudensellerie auch gegen Krebs helfen können. Das Krebsforschungsinstitut National Cancer Institute in den USA forschte in einer Studie über die besten krebsvorbeugenden

Nahrungsmittel und zählte Staudensellerie zu den Top Ten in der Krebsprävention.
Auch bei Gicht ist Staudensellerie empfehlenswert, da er harntreibend, reinigend und entschlackend wirkt. Diese Eigenschaften machen ihn auch ideal zum Entgiften. Die vielen Menschen, die auf ihr tägliches Gläschen Selleriesaft schwören, berichten von einem klareren Geist, strahlender und schönerer Haut und gesteigerter Energie, alles Auswirkungen, die man erfährt, wenn Zellen gereinigt werden und Ballast losgelassen wird.
Staudensellerie ist also ein wahrer Tausendsassa, dessen fantastische Eigenschaften man sich unbedingt zunutze machen sollte. Als täglicher Snack mit einem Dip ist er schnell zubereitet. Wenn man noch intensiver von der heilenden Wirkung des Staudenselleries profitieren möchte, ist der bereits erwähnte Saft am besten. Der Selleriesaft enthält die Essenz aller guten Stoffe! Aber Achtung: fangen Sie mit einer kleinen Portion an – ca 20 ml – da manche Menschen zu Beginn zu Entgiftungsreaktionen neigen, wenn sie ihren Körper mit so vielen Vitalstoffen fluten. Nach einigen Tagen ist eine größere Portion Selleriesaft kein Problem.

Nüsse

Nüsse – die kleinen Nährstoffpakete

Nüsse wurden lange Zeit als Kalorienbomben verunglimpft, doch allmählich hat es sich herumgesprochen, wie unglaublich gesund sie sind. Nüsse sind voller wertvoller Bestandteile wie gesunder Fette, Eiweiß, Nährstoffe und Ballaststoffe. Schon wenige Nüsse täglich versorgen uns mit wertvollen Vitalstoffen und machen uns mit ihrer konzentrierten Nährstoffdichte satt.
In unseren Breiten finden wir sie in jedem Dorf und jeder Stadt, und gerade die Walnuss und die Haselnuss lassen ihre Früchte im Herbst reichlich von den Bäumen regnen. Ein Walnussbaum im Garten kann mehrere Familien ein Jahr lang täglich mit Nüssen versorgen. Nüsse schmecken zudem unglaublich gut und die meisten Menschen haben wohl eher Schwierigkeiten, nicht zu viel von ihnen zu essen als zu wenig. Alle Nüsse sind sehr nahrhaft und enthalten gesunde Fette und Eiweiß, doch jede Nuss enthält auch eine eigene Kombination aus Mineralien und Vitaminen. Somit bietet es sich an, immer wieder aus dem ganzen Spektrum zu naschen, um so die wertvollen Bestandteile aller Nüsse zu erhalten.

Was gehört überhaupt zu den Nüssen?

Nicht alles, was wir als Nüsse bezeichnen, gehört im botanischen Sinn zu den Nüssen. Haselnüsse, Walnüsse oder Macadamianüsse gehören zu den Nussfrüchten, bei denen der Samen von einer holzartigen Schale umgeben ist. Auch die Esskastanie gehört dazu, die als Ausnahme sehr wenig Fett enthält, und die winzigen Hanfsamen. Pekannüsse, Pistazien, Mandeln und Kokosnüsse sind Steinfrüchte und damit in einer Gruppe mit Pfirsichen

oder Pflaumen. Die Paranuss gehört weder zu den Nuss- noch zu den Steinfrüchten, sondern ist eine Kapselfrucht. Alle diese „echten" oder „falschen" Nüsse sind äußerst gesund und richtige Nährstoffbomben.
Die Erdnuss hingegen ist eine Hülsenfrucht und besitzt nicht ganz die Nährstoffdichte der anderen Nüsse. Da viele Menschen auf Erdnüsse allergisch sind, sollte man hier sowieso Vorsicht walten lassen.

Die heilsame Wirkung von Nüssen

Wie nahrhaft und gesund Nüsse sind wird auch zunehmend in Studien erforscht. In einer 15jährigen Studie mit 100.000 Menschen über 15 Jahre hinweg wurde gezeigt, dass die Mortalitätsrate um 20 % sinkt, wenn die Menschen jeden Tag eine Handvoll Nüsse essen. Dies gilt für alle möglichen Nüsse, aber nicht für Erdnüsse. Das ist ein sehr bedeutsamer Wert für eine epidemiologische Studie. Mit einigen Nüssen jeden Tag kann man also tatsächlich seine Lebenserwartung deutlich steigern.
Bei einer weiteren Erhebung untersuchte ein norwegisch-britisches Forscherteam die Ergebnisse von 20 großen Untersuchungen mit Daten von 819.000 Menschen. Während dieser Studien erkrankten Zehntausende der Teilnehmer an Herzinfarkten, Schlaganfällen oder Krebs. 85.000 starben. Die Forscher untersuchten diese Daten und kombinierten sie mit ihrem Nusskonsum, wobei Bewegungsverhalten und Rauchen herausgerechnet wurde.
Das Ergebnis spricht deutlich für die Nüsse: eine tägliche Nussration von mindestens 20 Gramm kann das Risiko für Herz-Kreislauf-Erkrankungen, Krebs und Infektionen vermindern. Sie regulierten auch die Blutfettwerte und zeigten positive Effekte

auf Diabetes. Dies gilt für die „echten" Nüsse wie auch für die „falschen".

Nüsse enthalten zahlreiche Antioxidantien

Nüsse enthalten viel Vitamin E, ein kraftvolles Antioxidans, das schädliche freie Radikale neutralisiert und so die Zellen schützt. Vor allem Mandeln und Haselnüsse enthalten große Mengen davon. Auch Melatonin und so genannte Polyphenole, die besonders in der dünnen Haut der Nüsse vorkommen, sind enthalten. Polyphenole sind sekundäre Pflanzenstoffe, die ebenfalls antioxidativ wirken.

Nüsse sind reich an Magnesium und Folsäure

Nüsse enthalten viel Magnesium, ein Mineral, das wir für zahllose Stoffwechselprozesse benötigen und an dem die meisten Menschen einen Mangel haben. Mit Nüssen kann man dem gut entgegen wirken. Auch Folsäure, ein wichtiges B-Vitamin, ist reichlich vorhanden. Eine ausreichende Versorgung mit Folsäure ist sehr wichtig, da so die Entstehung von Arteriosklerose verhindert wird. Frauen, die schwanger werden wollen oder am Beginn ihrer Schwangerschaft sind, sollten unbedingt auf genügend Folsäure in ihrer Ernährung achten, da es ansonsten zu Missbildungen kommen kann.

Walnüsse enthalten viele Omega-3-Fettsäuren

Auch wenn Nüsse – außer die Maronen – sehr fettreich sind, ist doch dieses Nussfett sehr hochwertig und von der Fettsäurenzusammensetzung ausgezeichnet. Nüsse enthalten viele einfach und mehrfach ungesättigte Fettsäuren, die der Körper gut verwerten kann. Walnüsse im speziellen enthalten die lebensnotwendigen Omega-3-Fettsäuren, die wir für ein gesundes Herz-Kreislauf-System und ein klar denkendes Gehirn benötigen.

Nüsse schützen Herz und Gefäße

In einer klinischen Studie aus dem Jahr 1990 wurde durch täglichen Verzehr von 100 Gramm Mandeln nach vier Wochen eine zwölfprozentige Senkung des Blutcholesterinspiegels erreicht. Wenn man bedenkt, wie negativ sich Statine, die Ärzte sonst vielfach für einen niedrigeren Cholesterinspiegel verschreiben, auswirken, können Mandeln so eine wirkliche Alternative sein.
Nüsse senken auch Entzündungsmarker im Blut, was unter anderem bedeutet, dass die Gefäße besser geschützt sind. Omega-3-Fettsäuren schützen ebenfalls wirksam Herz und Gefäße. Arginin, eine Aminosäure, die hilft, die Blutgefäße zu entspannen und somit die Durchblutung zu fördern, ist reichlich in Nüssen vorhanden. Somit schützen Nüsse gleich auf mehreren Ebenen Herz und Gefäße.

Nüsse reduzieren das Risiko für einige Krebsarten

Hier gibt es mehrere Studien, die die krebsvermindernde Wirkung von Nüssen zeigen. Bei einer Analyse des Lebensstils von fast 76.000 Frauen stellte man fest, dass die Frauen, die zwei Mal die Woche ca. 30 Gramm Nüsse aßen, ein signifikant geringeres Risiko hatten, an Pankreaskrebs zu erkranken, als Frauen, die überhaupt keine oder nur wenig Nüsse aßen.
Auch bei Darmkrebs zeigte sich in einer Studie mit 500.000 Teilnehmern, dass je mehr Nüsse die Teilnehmer aßen, sie ein um so geringeres Risiko hatten, an Darmkrebs zu erkranken (bei Männern wurde dieser Zusammenhang nicht gefunden, was noch nicht geklärt ist). Allerdings profitieren Männer von Nüssen bei Prostatakrebs: bei einer Studie mit 4577 Männern mit einem noch nicht streuenden Prostatakrebs zeigte sich, dass wenn sie 30 Gramm Nüsse am Tag aßen, sie ihr Streuungsrisiko um 19 % senken konnten.

Es gibt zahlreiche Beobachtungsstudien, die zeigen, dass Nüsse das Risiko, auch an anderen Krebsarten wie Brustkrebs und Gebärmutterhalskrebs zu erkranken, reduzieren können.
Die vielfältigen Inhaltsstoffe von Nüssen scheinen also generell eine krebsreduzierende Wirkung zu besitzen.

Nüsse senken das Diabetesrisiko

Wenn man Nüsse zusammen mit Kohlenhydraten isst steigt der Blutzucker weniger an als erwartet. Es könnte sich also lohnen, zusammen mit Kuchen oder süßen Stückchen einige Nüsse zu verzehren oder gleich zu Nusskuchen zu greifen. In der bekannten Nurses Health Study, bei der fast 72.000 Frauen nach wesentlichen Risikofaktoren für Krankheiten untersucht wurden, stellte man fest, dass Frauen, die regelmäßig Nüsse aßen, weit weniger von Diabetes betroffen waren. Das Diabetesrisiko reduzierte sich um 27 bis 45 %, wenn pro Woche fünf Mal oder häufiger Nüsse gegessen wurde.

Nüsse für eine gesunde Hirnfunktion

Für eine gute Konzentration und klares Denken sind die schon erwähnten Omega-3-Fettsäuren mit verantwortlich. Ansonsten sind Cholin und Lezithin – Bausteine von Botenstoffen – reichlich in Nüssen enthalten, die das Gehirn gut für seine Arbeit gebrauchen kann. Die Mischung von Trockenfrüchten und Nüssen nennt man nicht umsonst Studentenfutter! Den höchsten Cholingehalt haben Mandeln, gefolgt von Haselnüssen.

Nüsse helfen bei der Gewichtskontrolle

Eine interessante Tatsache wurde bei mehreren Studien gefunden, bei denen es ursprünglich um andere Faktoren ging: obwohl Nüsse sehr fettreich sind, zeigte sich, dass Menschen, die häufig Nüsse essen, nicht dazu neigen, dick zu sein. Auch der Verzehr von vielen Nüssen führte nicht zu der Gewichtszunahme, die man erwartet hätte. Im Gegenteil, Nussliebhaber tendieren sogar dazu, Süßem eher weniger zugeneigt zu sein. Es scheint für Menschen, die abnehmen möchten, trotz der vielen Fette eher förderlich zu sein, einige Nüsse in ihren Diätplan aufzunehmen.

Das gibt es beim Kauf von Nüssen zu beachten

Auch wenn es viele Liebhaber von gerösteten und gesalzenen Nüssen gibt, vermeiden Sie diese lieber und essen die Nüsse pur. Die wertvollen Antioxidantien und Vitamine werden durch das Rösten vermindert und durch das Salz isst man weit mehr, als man eigentlich wollte. Wenn man geröstete Nüsse bevorzugt, kann man sie auch selbst im Ofen schonend rösten.

Am besten besorgt man sich heimische Nüsse in Bioqualität. Vielleicht kennt man einen freistehenden Walnussbaum oder Haselnussträucher, die man im Herbst ernten kann. Privatleute bieten auch manchmal ihre Nüsse in Anzeigen an oder man kann die heimische Ernte in Hof- oder Bioläden kaufen. Erntet man selbst Nüsse, so sollte man sie schnell und gründlich an der Luft trocknen. Das Einweichen der Nüsse macht man besser nach dem Trocknen.

Noch etwas anderes spricht für heimische Nüsse: sie sind weit weniger von Schimmelpilz befallen als importierte Nüsse aus den Tropen, wobei auch diese bei Lebensmittelkontrollen meist unter den Grenzwerten bleiben. Auch gemahlene Nüsse neigen mehr zu Schimmelpilzen. Es ist deswegen besser, die Nüsse selbst vor dem Verzehr zu mahlen.

Warum sollte man Nüsse einweichen?

Wenn man nur hin und wieder Nüsse nascht, ist es kein Problem, auf das Einweichen der Nüsse zu verzichten. Wer jedoch täglich viele Nüsse ist, sollte bedenken, dass das Einweichen einige Vorteile mit sich bringt. Nüsse enthalten die sogenannte Phytinsäure, die nur von Wiederkäuern richtig verwertet werden kann. Die Phytinsäure, die auch in Getreide und Samen zu finden ist, wird von der Pflanze für ihr Wachstum benötigt; sie hilft ihr, das dafür wichtige Phosphat zu speichern. Beim Menschen bindet Phytinsäure lebenswichtige Mineralien wie Magnesium, Kalzium, Zink oder Eisen. Das bedeutet, dass diese Mineralien nicht mehr vom Körper aufgenommen und verwertet werden können, sondern ausgeschieden werden. Das kann mittelfristig zu einem Mineralienmangel führen. Ein weiterer Punkt: Phytinsäure blockiert die Verdauungsenzyme für die Verdauung von Eiweiß. Ansonsten zeigt Phytinsäure auch eine positive, weil antioxidative Wirkung im Körper.

Das Einweichen selbst ist ganz einfach. Man legt die Nüsse in eine Schale Wasser und lässt sie darin ungefähr vier Stunden oder über Nacht liegen, danach unter klarem Wasser abspülen. Man kann man die Nüsse nass essen oder wieder trocknen lassen. Nach dem Kauf größerer Mengen Nüsse weiche ich sie gerne alle zusammen ein und breite sie danach wieder zum Trocknen aus.

Anhang

Literatur

„Gesünder mit Mikronährstoffen“ von Dr. med. Bodo Kuklinski und Dr. med. Ina von Lunteren; Aurum Verlag, 5. Auflage 2013

„Gerstengrassaft – Verjüngungselixier und naturgesunder Power-Drink“ von Barbara Simonsohn; Windpferd Verlag, 15. Auflage 2012

„Der Jungzelleneffekt: Wie wir die Regenerationskraft unseres Organismus aktivieren“ von Slaven Stekovic; edition a, 3. Auflage 2018

„Iss dich jung – Wissenschaftlich erprobte Ernährung für ein gesundes und langes Leben“ von Prof. Dr. Valter Longo; Goldmann Verlag, 1. Auflage 2018

„Mit Ernährung heilen: Besser essen – einfach fasten – länger leben. Neuestes Wissen aus Forschung und Praxis“ von Prof. Dr. Andreas Michalsen; Insel Verlag, 3. Auflage 2019

„Selleriesaft: Der ultimative Superfood-Drink für Deine Gesundheit“ von Anthony Williams; Arkana Verlag, 1. Auflage 2019

„Medical Food – Warum Obst und Gemüse potenter sind als jedes Medikament“ von Anthony Williams; Arkana Verlag, 8.te Auflage 2017

„Der Ernährungskompass: Das Fazit aller wissenschaftlichen Studien zum Thema Ernährung“ von Bas Kast; C. Bertelsmann Verlag, 1. Auflage 2018

„Die neue Medizin der Emotionen“ von David Servan-Schreiber; Goldmann Verlag, 1. Auflage 2006

„Die Vitalstoff-Entscheidung – Gesund und fit durch natürliche Nahrungsergänzung“ von Dr. med Petra Wenzel; Maya-Media-Verlag, 7. Auflage 2016

„Sprossen, Keimlinge, Mikrogrün“ von Lina Wallentinson; BLV, 1. Auflage 2017

„Superfoods – Die Medizin der Zukunft“ von David Wolfe; Goldmann Verlag, 3. Auflage 2017

„Apotheke der Heilpilze: Kompendium der Mykotherapie: Einsatzmöglichkeiten der wichtigsten Vitalpilze in Prävention und Therapie“ von Beate Berg und Jan I. Lelley; Natura Viva, 2. Auflage 2015

„Heilende Pilze – Die wichtigsten Arten der Welt im Portrait“ von Jürgen Guthmann; Quelle und Meyer, 1. Auflage 2017

„Handbuch Nährstoffe – Vorbeugen und heilen durch ausgewogene Ernährung“ von Uli P. Burgerstein und Hugo Schurgast; Trias Verlag, 1. Auflage 2012

„Handbuch Anti-Aging und Prävention“ von Rüdiger Schmitt-Homm und Sabine Homm; VAK Verlag, 2. Auflage 2014

„Fermentieren leicht gemacht: Das umfassende Buch mit 150 Rezepten aus aller Welt“ von Luna Kyung und Camille Oger; Stocker Verlag, 1. Auflage 2016.

„Over-the-counter natural cures“ von Shane Ellison; von Sourcebooks, Ink.

„Kurkuma: Entzündungshemmer, Zellschutz, Schlankmacher“ von Bettina-Nicola Lindner; VAK Verlag, 3. Auflage 2016.

„Eat to live“ von Joel Fuhrmann; Unimedica, 3. Auflage 2018

„Wildkräuter-Smoothies“ von Evelyne Laye; Jadebaum Verlag, 4. Auflage

„Die Unkräuter in meinem Garten – 21 Pflanzenpersönlichkeiten erkennen und nutzen“ von Wolf-Dieter Storl; Gräfe und Unzer Verlag, 2018

„Essbare Wildpflanzen Ausgabe: 200 Arten bestimmen und verwenden“ von Steffen Guido Fleischhauer und Jürgen Guthmann; AT Verlag AZ Fachverlage, 2015

Wissenschaftliche Studien – Eine Auswahl

Gerstengras

Insoluble fiber in young barley leaf suppresses the increment of postprandial blood glucose level by increasing the digesta viscosity. Von Akira Takano und anderen, November 2013.

Effects of young barley leaf extract and antioxidative vitamins on LDL oxidation and free radical scavenging activities in type 2 diabetes. Von Yu YM und anderen, April 2002.

Effect of young barley leaf extract and adlay on plasma lipids and LDL oxidation in hyperlipidemic smokers. Von Chang WC und anderen, Juni 2004.

Antioxidant activity of flavonoids isolated from young green barley leaves toward biological lipid samples. J Von Benedet JA und anderen, Agric Food Chem. Juli 2007.

Treatment of ulcerative colitis patients by long-term administration of germinated barley foodstuff: multi-center open trial. Von Kanauchi O und anderen, International Journal of Molecular Medicine, November 2003.

A new prebiotic from germinated barley for nutraceutical treatment of ulcerative colitis. Von Bamba T und anderen, J Gastroenterol Hepatol., August 2002.

Yu YM, Tsai CE., LDL cholesterol and oxidation are significantly reduced in type 2 diabetic patients receiving a barley leaf essence supplemented olive oil diet. Von Yu YM und anderen, Food Science and Agricultural Chemistry (published by The Chinese Institute of Food Science and Technology), Juni 2003.

Spirulina

Efficacy of spirulina extract plus zinc in patients of chronic arsenic poisoning: a randomized placebo-controlled study. Von Misbahuddin M und anderen, 2006.

Systematic physical exercise and spirulina maxima supplementation improve body composition, cardiorespiratory fitness, and blood lipid profile: correlations of a randomized double-blind controlled trial. Von Hernandez-Lepe MA und anderen, Antioxidants (Basel), Oktober 2019.

Protective effect of Spirulina against doxorubicin-induced cardiotoxicity, Spirulina. Von Khan M und anderen, Dezember 2005.

The effects of spirulina on allergic rhinitis. Von Cingi C und anderen, Eur Arch Otorhinolaryngol, 2008.

Ergogenic and antioxidant effects of spirulina supplementation in humans. Von Kalafati M und anderen, Med Sci Sports Exerc., Januar 2010.

The effects of Spirulina on anemia and immune function in senior citizens. Von Carlo Selmi und anderen, Cell Mol Imunnol, Mai 2011.

The microalga spirulina platensis presents anti-inflammatory action as well as hypoglycemic and hypolipidemic properties in diabetic rats. Von Joventivo IP und anderen, Complement Ingr. Med., August 2012.

Dietary supplementation with blueberries, spinach, or spirulina reduces ischemic brain damage. Von Wang Y und anderen, Mai 2005.

Purification, crystallization and preliminary X-ray diffraction studies of C-phycocyanin and allophycocyanin from Spirulina platensis. Von Moreno A und anderen, Mai 1997.

Omega-3-Fettsäuren

The psychoneuroimmunological role of omega-3 polyunsaturated fatty acids in major depressive disorder and bipolar disorder. Von Rutkowsky IH und anderen, 2017.

Omega-supplementation lowers inflammation in healthy middle-aged and older adults: A randomized controlled trial. Von Janice K. Kiecolt-Glaser und anderen, August 2012.

Docosahexaenoic acid slows inflammation resolution and impairs the quality of healed skin tissue. Von Candreva T und anderen, Clin Sci London, November 2019.

Addition of omega-3 fatty acid to maintenance medication treatment for recurrent unipolar depressive disorder. Von Nemets, B und anderen, Am. J. Psychiatry, 2002.

Effects of high-dose fish oil on rheumatoid arthritis after stopping nonsteroidal antiinflammatory drugs. Clinical and immune correlates. Von Kremer JM. und anderen, 1995.

A double-blind, placebo-controlled study of the omega-3 fatty acid docosahexaenoic acid in the treatment of major depression. Von Marangell, L. B. und anderen, Am. J. Psychiatry, 2003.

Depletion of omega-3 fatty acid levels in red blood cell membranes of depressive patients. Von Peet M. und anderen , Biol. Psychiatry 43, 1998.
Pilot study for treating dry age-related macular degeneration (AMD) with high-dose omega-3 fatty acids.Von Dr. Tassos Georgiou und anderen, Januar 2014.

Clinical significance of neuropsychological improvement after supplementation with omega-3 in 8-12 years old malnourished Mexican children. Von Verónica Portillo-Reyes und anderen, 2014.

Omega-3 fatty acids in major depressive disorder. A preliminary double-blind, placebo-controlled trial, Von Su, K. P. und anderen, 2003.

Omega-3-fatty acids and cardiovascular disease. Von Jain AP und anderen, Eur Rev Med Pharmacol Sci, 2015.

Weizenkeime

Effects of spermidine supplementation on cognition and biomarkers in older adults with subjective cognitive decline (SmartAge)-study protocol for a randomized controlled trial. Von Madeo F und anderen, Alzheimers Res Ther, Mai 2019.

Caloric restriction mimetics against age-associated disease: targets, mechanisms, and therapeutic potential. Von Madeo F und anderen, Cell Metab. März 2019.

The effect of spermidine on memory performance in older adults at risk for dementia: A randomized controlled trial. Von Stekovic F und anderen, Cortex, Dezember 2018.

Spermidine reduces cancer-related mortality in humans. Autophagy. Von Madeo F und andere, Oktober 2018.

Spermidine delays aging in humans. Aging (Albany NY). Von Madeo F und anderen, August 2018.

Intermittent fasting (alternate dayfFasting) in healthy, non-obese adults: protocol for a cohort trial with an embedded randomized controlled pilot trial. Von Madeo F und anderen, Adv Ther, August 2018.

Dietary spermidine for lowering high blood pressure. Autophagy. Von Stekovic F und anderen, Januar 2017.

Cardioprotection and lifespan extension by the natural polyamine spermidine. Von Dengiel J und anderen, Nat Med. Dezember 2016.

Daily intake of wheat germ-enriched bread may promote a healthy gut bacterial microbiota: a randomised controlled trial. Von Moreira-Rosasio A und anderen, Eur J Nutr, Juli 2019.

Wheat germ supplementation increases lactobacillaceae and promotes an anti-inflammatory gut milieu in C57BL/6 mice fed a high-fat, high-sucrose diet. Von Ojo BA und anderen, J Nutr, Juli 2019.

Wildkräuter

Herbal teas and their health benefits: A scoping review. Von Poswal FS und anderen, Plant Foods Hum Nutr, September 2019.

Therapeutic perspectives of molecules from urtica dioica extracts for cancer treatment. Von Esposito S und anderen, Molecules, Juli 2019.

Anti-inflammatory drugs and herbs with special emphasis on herbal medicines for countering inflammatory diseases and disorders – a review. Von Yatoo MI und andere, Recent Pat Inflamm Allergy Drug Discov, 2018.

Exploring the urtica dioica leaves hemostatic and wound-healing potential. Von Zouari Bouassida K und anderen, Biomed Res Int, 2017.

The physiological effects of dandelion (Taraxacum Officinale) in Type 2 Diabetes. Von Wirngo FE und anderen, Rev Diab Stud, 2016.

Ethnobotany of the genus taraxacum-phytochemicals and antimicrobial activity. Von Sharifi Rad M und anderen, Phytother Res, November 2018.

Bio-effectiveness of the main flavonoids of Achillea millefolium in the pathophysiology of neurodegenerative disorders – a review. Von Ayoobi F und anderen, Iran J Basic Med Sci, Juni 2017.

Effect of achillea millefolium on relief of primary dysmenorrhea: A double-blind randomized clinical trial. Von Jenabi E und anderen, J Pediatr. Adolesc Gynekol, Oktober 2015.

Antihypertensive and antihyperlipidemic effects of achillea wilhelmsii. Von Asgary S und anderen, Drugs Exp Clin Res, 2000.

Kakao

Impact of coffee and cacao purine metabolites on neuroplasticity and neurodegenerative disease. Von Camandola S und anderen, Neurochem Res, Januar 2019.

Mediterranean diet: The role of long-chain ω-3 fatty acids in fish; polyphenols in fruits, vegetables, cereals, coffee, tea, cacao and wine; probiotics and vitamins in prevention of stroke, age-related cognitive decline, and Alzheimer disease. Von Roman GC und anderen, Rev Neurol Paris, September 2019.

Health benefits of methylxanthines in cacao and chocolate. Von Franco R und anderen, Nutrients, Oktober 2013.

Chocolate/cocoa and human health: a review. Von Latif R, Neth J Med, März 2013.

Cocoa and heart health: a historical review of the science. Von Pucciarelli DL, Nutrients, September 2013.

Chocolate consumption and risk of heart failure: a meta-analysis of prospective studies. Von Gong F, Nutrients, April 2017.

The neuroprotective effects of cocoa flavanol and its influence on cognitive performance. Von Nehlig A, Br J Clin Pharmakol, März 2013.

Chocolate and the brain: neurobiological impact of cocoa flavanols on cognition and behavior. Von Solokov AN, Neurosc Biobehav Rev, Dezember 2013.

Potential complementarity of high-flavanol cocoa powder and spirulina for health protection. Von McCarty MF und anderen, Med Hypotheses, Februar 2010.

Fermentiertes

Health benefits of kimchi (Korean fermented vegetables) as a probiotic food. Von Park KJ und anderen, J Med Food, Januar 2014.

Probiotics and their fermented food products are beneficial for health. Von Parvez S und anderen, J Appl Microbiol, Juni 2006.

Health benefits of fermented foods: microbiota and beyond. Von Marco ML und anderen, Curr Opin Biotechnol, April 2007.

Beneficial effects of kimchi, a korean fermented vegetable food, on pathophysiological factors related to atherosclerosis. Von Kim HJ und anderen, J Med Food, Februar 2018.

Fermented foods: definitions and characteristics, impact on the gut microbiota and effects on gastrointestinal health and disease. Von Dimidi E und anderen, Nutrients, August 2019.

Hepatoprotective effect of kombucha tea in rodent model of nonalcoholic fatty liver disease/nonalcoholic steatohepatitis. Von Lee C und anderen, Int J Mol Sci, Mai 2019.

Regular consumption of sauerkraut and its effect on human health: a bibliometric analysis. Von Raak C und anderen, Glob Adv Health Med, November 2014.

Yogurt and other fermented foods as sources of health-promoting bacteria. Von Kok CR und anderen, Nutr Rev, Dezember 2018.

Heilpilze

The efficacy and toxicity of using the lingzhi or reishi medicinal mushroom, ganoderma lucidum (agaricomycetes), and its products in chemotherapy (review). Von Cizmarikova M, Int J Med Mushrooms, 2017.

Medicinal mushrooms (PDQ®): health professional version. National cancer Institute, 2002 – 2019.

Structural features of immunologically active polysaccharides from ganoderma lucidum. Von Bao XF und anderen, Phytochemistry, Januar 2002.

Reishi ushroom Exetract: an important supplement for immune support and other health conditions. Von Meschino J, Nut Ther, Joseph S et al, Antitumor and anti-inflammatory activities of polysaccharides isolated from ganoderma lucidum. Von Joseph S und anderen, Acta Pharm, September 2011.

Anticancer and antimetastatic effects of cordycepin, an active component of Cordyceps sinensis. Von Nakamura K und anderen, J Pharmakol Sci, Januar 2015.

Functional study of Cordyceps sinensis and cordycepin in male reproduction: A review. Von Chen JC und anderen, J Food Drug Annal Januar 2017.

Consuming lentinula edodes (shiitake) mushrooms daily improves human immunity: a randomized dietary intervention in healthy young adults. Von Dai X und anderen, J Am Coll Nutr, Juni 2015.

Medicinal mushrooms as a source of antitumor and immunomodulating polysaccharides. Von Wasser SP und anderen, Appl Microbiol Biotechn, November 2002.

Kurkuma

Curcumin-free turmeric exhibits anti-inflammatory and anticancer activities: Identification of novel components of turmeric. Aggarwal BB und anderen, Mol Nutr Food Res, September 2013.

Efficacy of turmeric (curcumin) in pain and postoperative fatigue after laparoscopic cholecystectomy: a double-blind, randomized placebo-controlled study. Agarwal KA und anderen, Surg Endosc, Dezember 2011.

Multitargeting by turmeric, the golden spice: From kitchen to clinic, Gupta S C und anderen, Mol Nutr Food Res, September 2013.

Bioavailability of curcumin: problems and promises. Von Anand P und anderen, Mol Pharm, 2007.

Turmeric extracts containing curcuminoids prevent experimental rheumatoid arthritis. Von Funk J und anderen, Journal of Nat Prod, 2006.

Anti-inflammatory properties of curcumin, a major constituent of Curcuma longa: a review of preclinical and clinical research. Alt Med Rev, 2009.

Role of curcumin in the management of pathological pain. Von Sun J und anderen, Phytomedicine, 2018.

The protective role of curcumin in cardiovascular diseases. Von Wongcharoen W und anderen, Int Journ of Card, 2009.

Efficacy and safety of turmeric and curcumin in lowering blood lipid levels in patients with cardiovascular risk factors: A meta-analysis of randomized controlled trials. Von Qin S und anderen, Nutr. Journ, 2017.

Dieary curcumin signifacantly improves obesity-associated inflammation and diabetes in mouse models of diabesity. Von Weisberg S und anderen, Endocr, 2008.

Curcumin and alzheimer´s disease. Von Hamaguchi T und anderen, CNS Neurosc and Ther, 2010.

Maca

A double-blind, randomized, pilot dose-finding study of maca root (L. meyenii) for the management of SSRI-induced sexual dysfunction. Von Dording CM und anderen, CNS NeuroSci Ther, 2008.

Maca (L. meyenii) for improving sexual function: a systematic review. Von Shin BC und anderen, BMC Complement Altern Med, August 2010.

Effects of combined extracts of Lepidium meyenii and Allium tuberosum Rottl. on erectile dysfunction. Von Zhang Y und anderen, BMC Compl Altern Med, Juni 2019.

The use of maca (Lepidium meyenii) to improve semen quality: A systematic review. Von Lee MS und anderen, Maturitas, Oktober 2016.

Effect of Lepidium meyenii (MACA) on sexual desire and its absent relationship with serum testosterone levels in adult healthy men. Von Gonzales GF und anderen, Andrologia, Dezember 2002.

Maca (Lepidium meyenii Walp), a review of its biological properties. Von Gonzales GF und anderen, Rev Peru Med Exp Salud Publica, 2014.

Beneficial effects of Lepidium meyenii (Maca) on psychological symptoms and measures of sexual dysfunction in postmenopausal women are not related to estrogen or androgen content. Von Brooks NA und anderen, Menopause, November 2008.

Kohl und Staudensellerie

The beneficial effects of Brassica vegetables on human health. Von Kapusta-Duch J und anderen, Rocz Panstw Zakl Hig, 2012.

Brassica-enriched wheat bread: Unraveling the impact of ontogeny and breadmaking on bioactive secondary plant metabolites of pak choi and kale. Von Klopsch R und anderen, Food Chem, Oktober 2019.

Anthocyanin rich extract of Brassica oleracea L. alleviates experimentally induced myocardial infarction. Von Jana S und anderen, PloS One, August 2017.

Anti-proliferative activity and chemoprotective effects towards DNA oxidative damage of fresh and cooked Brassicaceae. Von Ferrarini L und anderen, Br J Nutr, Mai 2012.

Cruciferous vegetable consumption and stomach cancer: A case-control study. Von Morrison MEW und anderen, Nutr Cancer, Mai 2019.

A review of the antioxidant activity of celery (Apium graveolens L). Von Kooti W und anderen, J Evid Based Compl Altern Med, Oktober 2017.

Beneficial effects of celery (Apium graveolens) on metabolic syndrome: A review of the existing evidences. Von Hedayati N und anderen, Phytoter Res, August 2019.

Dietary anthocyanins against obesity and inflammation. Von Lee YM und anderen, Nutrients, Oktober 2017.

Nüsse

Nuts and Human Health Outcomes: A Systematic Review. Von de Souza RGM und anderen, Nutrients, Dezember 2017.

An umbrella review of nuts intake and risk of cardiovascular disease. Von Schwingshackl L und anderen, Curr Pharm Des, 2017.

Health benefits of walnut polyphenols: An exploration beyond their lipid profile. Von Sanchez-Gonzalez C und anderen, Crit Rev Food Sci Nutr, November 2017.

Effects of walnut consumption on blood lipids and other cardiovascular risk factors: a meta-analysis and systematic review. Von Banel DK und anderen, Am J Clin Nutr. Juli 2009.

Association of nut and seed intake with colorectal cancer risk in the european prospective investigation into cancer and nutrition. Von Jenab M und anderen, Cancer Epid Biom Prev, October 2004.

Breast cancer risk drops when diet includes walnuts, researchers find. Science Daily, 2011.

Association of marine omega-3 fatty acid levels with telomeric aging in patients with coronary heart disease. Von Farzaneh-Far R und anderen, JAMA. Januar 2010.

Nut consumption and risk of cancer and type 2 diabetes: a systematic review and meta-analysis. Von Lang Wu und anderen, Oxford Journals, Juni 2015.

Nut consumption and incidence of cardiovascular diseases and cardiovascular disease mortality: a meta-analysis of prospective cohort studies. Von Becerra-Tomas N und anderen, Nutr. Rev, Oktober 2019.

Biografie

Evelyne Laye ist seit 1994 Heilpraktikerin und Seminarleiterin in verschiedenen Städten im Süden Deutschlands. Sie arbeitet mit energetischer Psychologie (Autorin von therapeutischen Büchern und Selbsthilfe-Ratgebern), Meditation, verschiedenen Massageformen und Nahrungsergänzungsmitteln. Vor allem hat sie Freude daran, im weiten Feld der Naturheilkunde zu forschen und ihre Erkenntnisse anderen Menschen näher zu bringen.

Die 10 besten Nahrungsergänzungsmittel

Vorbeugen und heilen mit den Power-Nährstoffen Vitamin D 3, MSM, OPC, Coenzym Q 10,5-HTP, Alpha-Liponsäure und anderen...

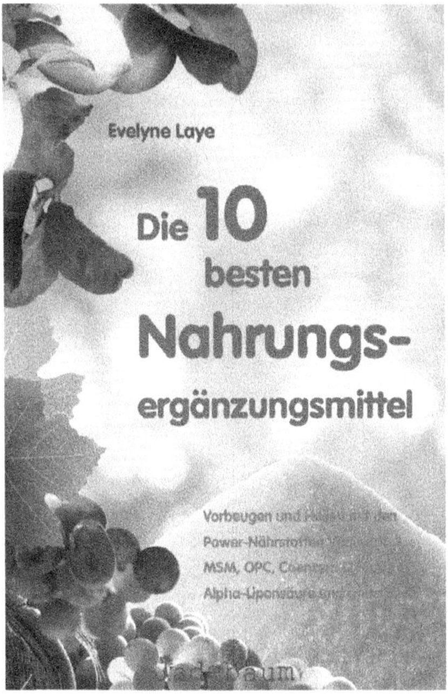

Die meisten Menschen leiden heute durch schlechte Ernährung an einem deutlichen Mangel an Nährstoffen. Doch dem kann man abhelfen! Vitamin D, Magnesium, Alpha-Liponsäure, MSM und andere Nahrungsergänzungsmittel bringen den Stoffwechsel in Schwung, schützen Herz, Gefäße und das Immunsystem, senken das Krebsrisiko, lassen Pfunde schmelzen, vertreiben Müdigkeit und Depressionen und machen fit und munter. In diesem Buch werden die für Ihren Körper wichtigsten Nahrungsergänzungsmittel ausführlich mit Mangelerscheinungen, Anwendungsmöglichkeiten und Erfahrungsberichten beschrieben. Sie bekommen Tipps zum Kauf und zur Dosierung und können sofort damit beginnen, selbst Ihre Gesundheit in die Hand zu nehmen.

174 Seiten – EUR 10,90
ISBN: 978-398158986

Und hier noch ein weiteres Buch von mir:

DMSO – Die erstaunliche Heilkraft aus der Natur

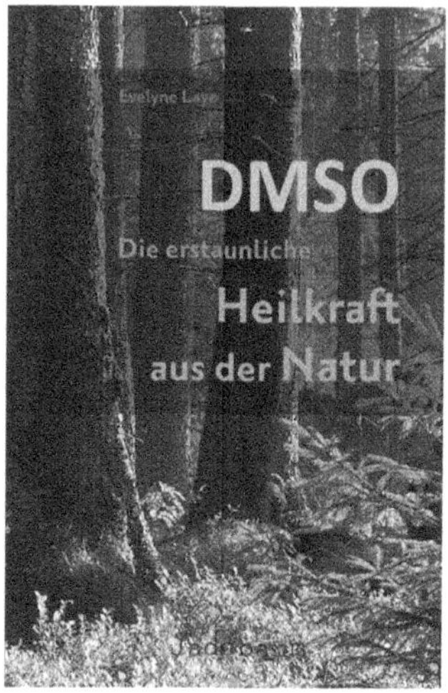

DMSO – Die Universalarznei aus der Natur

DMSO (Dimethylsulfoxid), ist ein universell anwendbares Heilmittel, das aus Holz gewonnen wird und seit Jahrzehnten intensiv erforscht wird.
Durch seine einzigartige Kombination von verschiedenen Wirkungen ist DMSO, eine dünnflüssige und durchsichtige Flüssigkeit, bei den vielfältigsten Beschwerden hilfreich. Es wirkt stark schmerzlindernd und entzündungshemmend und hat sich als wahrer Segen bei Krankheiten wie Arthrose oder Arthritis erwiesen. Durch seine starke Lösungsfähigkeit gelangt es überall in das Gewebe, wirkt antioxidativ und regenerierend auf die Zellen ein und ist fähig, auch andere Stoffe wirksam in den Körper hinein zu bringen. Dabei ist DMSO eine äußerst sichere Substanz, die schon millionenfach mit Erfolg angewandt wurde.

In diesem Buch erfahren Sie auf verständliche Weise die praktische Handhabung und sichere Verwendung von DMSO, auch in Kombination mit anderen Wirkstoffen. Ein weiterer Schritt, um Ihre Gesundheit in die eigene Hand zu nehmen.

122 Seiten, € 9,95

ISBN 978-3-9815898-8-7